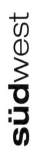

Dr. med. Dipl. Psych. Hartmut Göbel

MIGRÄNE
und Kopfschmerzen

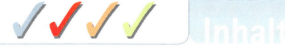

> **Basiswissen: Was ist Migräne?**
> Das Wichtigste, was Sie über die **hämmernden Kopfschmerzen** und ihre Ursachen wissen sollten   Seite 4

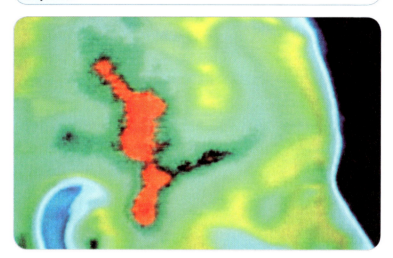

Migräne ist ein wahres Volksleiden. Doch sie muss und darf nicht hingenommen werden.

> **1. Diagnose Migräne**
>
> Leiden Sie an Migräne oder an Kopfschmerzen vom Spannungstyp? Klärung bringt der **Kieler Kopfschmerzfragebogen**   Seite 8
>
> Wissenswertes rund um **Vorboten, Symptome, Schmerzverstärker und die Aura von Migräne**   Seite 15
>
> So entsteht Migräne – erfahren Sie Interessantes zu den Vorgängen im Körper. Mit **Checkliste** zu den häufigsten Migräneauslösern   Seite 23

2. Die richtige Therapie

So helfen Sie sich selbst – die optimale
Medikamentenwahl für jede Migräneform — **Seite 30**

Triptane – Helfer bei schweren Attacken — **Seite 37**

So lässt sich Migräne medikamentös **vorbeugen** — **Seite 56**

Alternativ- und Zusatztherapien von
A bis Z – was bringen sie? — **Seite 72**

3. Leben mit Migräne

Migränefrei durch richtiges Verhalten – auch
ohne Medikamente lässt sich vieles erreichen — Seite 84

Strategien gegen Migräne – Vermeiden der
Auslöser, Reduzieren der Anfälle, Behandlung
der akuten Auswirkungen — Seite 86

Geregelter **Tagesablauf,** richtige **Ernährung,
Sport, Entspannung** und **psychologische
Verfahren** im Kampf gegen Migräne — Seite 88

Special: Weitere Kopfschmerzen und ihre
Behandlung — **Seite 100**

Weitere Informationen

Wichtige Adressen — Seite 108

Hilfe auf CD — Seite 109

Literaturhinweise — Seite 109

Register — Seite 111

Über dieses Buch/Impressum — Seite 112

Basiswissen:
Was ist Migräne? ✓

Migräne – die Volkskrankheit

Migräne: Hämmern im Kopf, das nicht aufhört. Das Dasein vollkommene Qual, Übelkeit und Schmerz. Wenn man Glück hat, ist es nach einigen Stunden vorbei, wenn man Pech hat, dauert es Tage. Bei einigen Betroffenen kündigen sich die Anfälle an. Schon drei Tage vor Eintreten des Anfalls glimmt die Zündschnur. Die Boten sind bleierne Müdigkeit, genervte Reizbarkeit oder traurige Stimmung. Aber auch überschäumende Kreativität, dahineilendes Angetriebensein, unerschöpflich scheinende Durchhaltekraft, verlangender Heißhunger nach Süßem oder unbremsbares Gähnen.

In Deutschland werden täglich 900 000 Menschentage durch diese Anfälle zerstört. Laut einer Studie aus den 1960er Jahren sind von den 7- bis 9-jährigen Kindern 2,5 % von Migräne betroffen, in der Altersgruppe 10 bis 12 bereits 4,6 % und von den 13- bis 15-Jährigen 5,3 % – also etwa jedes 20. Kind.

Nur drei von zehn Betroffenen wissen, dass der Name ihrer Qualen Migräne heißt. Viele wechseln Arzt um Arzt. Sie ändern die Behandlung durchschnittlich rund achtmal pro Jahr. Sie sind enttäuscht von der Wissenschaft. Sie suchen ihr Heil in nicht erprobten alternativen Behandlungen. Es wird so gut wie alles probiert. Jedoch: Die Kopfschmerzen bleiben.

Basiswissen: Was ist Migräne?

Phänomen mit vielen Formen

Über 251 Kopfschmerzformen werden heute unterschieden. Die Migräne selbst tritt in mehr als 22 Unterformen in Erscheinung. Grundlage für die wiederkehrenden Schmerzattacken ist eine erhöhte Empfindlichkeit des Nervensystems für plötzlich auftretende äußere oder innere Reizeinwirkungen. Diese besondere Empfindlichkeit ist durch die angeborene Erbinformation mitbedingt. Dadurch wird bei starken Reizveränderungen eine übermäßige Freisetzung von Nervenübertragungsstoffen im Gehirn ausgelöst. Folge ist eine schmerzhafte Entzündung an den Blutgefäßen des Gehirns.

Die moderne Migränetherapie greift daher an allen wichtigen Entstehungsebenen des Leidens ein: Verhalten stabilisiert die übermäßige Reizüberflutung und harmonisiert die Reizverarbeitung im Nervensystem. Vorbeugende Maßnahmen stabilisieren die übermäßige Empfindlichkeit des Gehirns. Medikamente zur Attackenbehandlung stoppen die Entzündungen der Blutgefäße der Hirnhäute.

Das Leiden der Frauen

Auf das gesamte Leben gerechnet (so genannte Lebenszeitprävalenz) erkranken 27 % der Erwachsenen irgendwann an Migräne. Betrachtet man die Geschlechter getrennt, sind 32 % der Frauen, aber nur 22 % der Männer betroffen. Das entspricht einem Verhältnis von 1,45 zu 1. Mit anderen Worten: Frauen sind um knapp 50 % häufiger migränegeplagt.

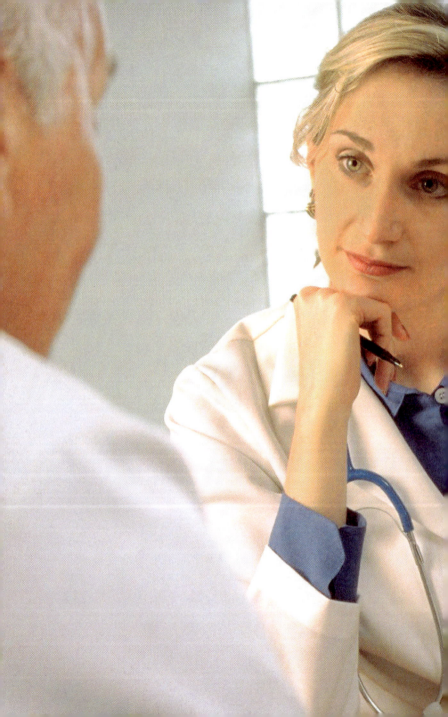

✓ Diagnose Migräne

Kopfschmerz vom Spannungstyp oder Migräne?	**8**
Der Kieler Kopfschmerzfragebogen	9
Der Kopfschmerzkalender	15
Migränevorboten	15
Aura – die Steuerung entgleist	16
Kopfschmerzen – Hämmern und Pochen	18
Schmerzverstärker Bewegung	19
Symptom Übelkeit	20
Symptom Überempfindlichkeit	21
Migräne – mehr als Kopfschmerzen	21
Nach dem Anfall	22
Wie Migräne entsteht	**23**
Die Entstehung der Aura	25
Der Schmerz setzt ein	26
Das Betriebssystem stürzt ab	27

Kopfschmerz vom Spannungstyp oder Migräne?

Würden die über 251 Kopfschmerztypen auf die gleiche Weise behandelt, wäre eine so differenzierte Einteilung natürlich nur medizinische Erbsenzählerei. Doch so ist es eben nicht. Es liegt auf der Hand, dass der durch Bluthochdruck ausgelöste Kopfschmerz mit einem Senken des Blutdrucks oder der kältebedingte Kopfschmerz z. B. durch das Tragen einer Mütze während der Wintermonate zu kurieren ist. Doch sehr viele tun sich nicht nur schwer in der Differenzierung solcher doch recht spezieller Kopfschmerzarten, sondern sogar in der korrekten Diagnosestellung der beiden Großgruppen »Kopfschmerzen vom Spannungstyp« und Migräne, die zusammen 92 % aller Kopfschmerzen ausmachen.

Die exakte Differenzierung

Anhand einer gründlichen Untersuchung muss der Arzt so genannte symptomatische Kopfschmerzen ausschließen. Das sind Kopfschmerzen als Symptom einer anderen Erkrankung. Denn es kann sein, dass der Schmerz Folge eines grippalen Infekts, einer giftigen Substanz oder gar eines Hirntumors ist. Sind diese Kopfschmerztypen ausgeschlossen und kann der Patient detailliert – z. B. anhand eines Kopfschmerztagebuchs (siehe Seite 14) – angeben, wann und wie oft der Schmerz auftritt und welche Begleitsymptome er hat, ist die Unterscheidung zwischen Kopfschmerz vom Spannungstyp und Migräne im Grunde sehr einfach.

Diagnose Migräne ✓

Der Kieler Kopfschmerzfragebogen

Um Migräne optimal behandeln zu können, muss zunächst geklärt werden, ob es sich überhaupt um eine solche handelt. Da Migräne und Kopfschmerz vom Spannungstyp zusammen 92 % aller Fälle von Kopfschmerzen ausmachen, beträgt die Wahrscheinlichkeit also etwas mehr als neun zu eins, dass es sich um eine dieser beiden Formen handelt. Ob und um welche der beiden Erkrankungen es sich handelt, können Sie mit dem »Kieler Kopfschmerzfragebogen« herausfinden.

Sollten Sie die Fragen nicht aus Ihrem Gedächtnis beantworten können, ist es ratsam, eine Zeit lang bei jedem Kopfschmerzanfall einen so genannten Kopfschmerzkalender auszufüllen. Sie finden einen Vordruck auf Seite 14: einfach mehrmals fotokopieren, sodass Sie immer ein Exemplar zur Hand haben. Sie können die Unterlagen und andere Fragebögen ebenfalls direkt aus dem Internet herunterladen: www.schmerzklinik.de. Der Kopfschmerzkalender ist übrigens auch hilfreich, wenn Sie einen Arzt wegen Ihrer Kopfschmerzen aufsuchen – er kann dem Mediziner wichtige Hinweise für eine korrekte Diagnose und die Behandlung liefern.

Ein Migräneanfall ist nach längstens 72 Stunden vorbei, Kopfschmerzen vom Spannungstyp können sich unbehandelt von 30 Minuten bis zu 7 Tagen hinziehen. Auch der Schmerzcharakter ist unterschiedlich: Während bei Migräne ein pochender, pulsierender oder hämmernder Schmerz auftritt, ist er bei Kopfschmerzen vom Spannungstyp eher dumpf, drückend oder ziehend. Die Intensität ist ebenfalls unterschiedlich: Während ein Migräneanfall die normale Aktivität

Kieler Kopfschmerzfragebogen

Bereich A

Treten bei Ihnen Kopfschmerzen auf, die so oder ähnlich aussehen?

→ Dauer ohne Behandlung: 4 bis 72 Stunden

→ Anfallsweises Auftreten, zwischen den Anfällen keine Kopfschmerzen

→ Einseitiges Auftreten

→ Pochender, pulsierender oder hämmernder Schmerz

→ Übelkeit, Erbrechen, Lärm- oder Lichtempfindlichkeit können den Schmerz begleiten

Falls bei Ihnen solche oder ähnliche Schmerzen auftreten, beantworten Sie bitte die folgenden Fragen. Treten solche Kopfschmerzen bei Ihnen nicht auf, setzen Sie bitte die Beantwortung im Bereich B fort.

		Ja	Nein
1.	Dauern diese Kopfschmerzanfälle 4 bis 72 Stunden an, wenn Sie kein Medikament einnehmen oder eine Behandlung erfolglos bleibt?	☐	☐
2.	Können sich diese Kopfschmerzen auf eine Kopfhälfte beschränken?	☐	☐
3.	Können diese Kopfschmerzen pulsierend sein?	☐	☐
4.	Können diese Kopfschmerzen Ihre übliche Tagesaktivität erheblich beeinträchtigen?	☐	☐
5.	Können diese Kopfschmerzen beim Treppensteigen oder durch andere körperliche Aktivität verstärkt werden?	☐	☐
6.	Können diese Kopfschmerzen von Übelkeit begleitet werden?	☐	☐

Diagnose Migräne ✓

		Ja	Nein
7.	Können diese Kopfschmerzen von Erbrechen begleitet werden?	◯	◯
8.	Können diese Kopfschmerzen von Lichtempfindlichkeit begleitet werden?	◯	◯
9.	Können diese Kopfschmerzen von Lärmempfindlichkeit begleitet werden?	◯	◯
10.	Sind bei Ihnen schon mindestens 5 Kopfschmerzanfälle aufgetreten, die der Beschreibung entsprechen?	◯	◯
11.	Seit wie vielen Jahren leiden Sie schon an solchen Kopfschmerzanfällen?		▭
12.	An wie vielen Tagen pro Monat leiden Sie durchschnittlich an solchen Kopfschmerzanfällen?		▭

Bereich B

Treten bei Ihnen Kopfschmerzen auf, die man wie folgt beschreiben kann?

→ Dauer ohne Behandlung: 30 Minuten bis 7 Tage

→ Beidseitiges Auftreten

→ Können anfallsweise oder täglich auftreten

→ Drückender, ziehender, dumpfer Schmerz

→ Kein Erbrechen oder starke Übelkeit

Falls bei Ihnen solche oder ähnliche Kopfschmerzen auftreten, beantworten Sie bitte die folgenden Fragen. Treten bei Ihnen solche Kopfschmerzen nicht auf, ist die Befragung abgeschlossen.

Kieler Kopfschmerzfragebogen

	Ja	Nein

13. Dauern diese Kopfschmerzen gewöhnlich 30 Minuten bis maximal 7 Tage an, wenn Sie kein Medikament einnehmen oder eine Behandlung erfolglos bleibt? ☐ ☐

14. Können diese Kopfschmerzen einen dumpfen, drückenden bis ziehenden Charakter haben? ☐ ☐

15. Können Sie trotz dieser Kopfschmerzen Ihrer üblichen Tagesaktivität nachgehen? ☐ ☐

16. Können diese Kopfschmerzen beidseitig auftreten? ☐ ☐

17. Bleiben diese Kopfschmerzen durch körperliche Aktivität (z. B. Treppensteigen) unbeeinflusst? ☐ ☐

18. Können diese Kopfschmerzen von Übelkeit begleitet werden? ☐ ☐

19. Können diese Kopfschmerzen von Erbrechen begleitet werden? ☐ ☐

20. Können diese Kopfschmerzen von Lichtempfindlichkeit begleitet werden? ☐ ☐

21. Können diese Kopfschmerzen von Lärmempfindlichkeit begleitet werden? ☐ ☐

22. Sind bei Ihnen schon mindestens zehn Kopfschmerzanfälle aufgetreten, die den entsprechenden Beschreibungen gleichen? ☐ ☐

23. An wie vielen Tagen pro Monat leiden Sie durchschnittlich an solchen Kopfschmerzanfällen? ☐

24. Leiden Sie schon länger als sechs Monate an solchen Kopfschmerzen? ☐ ☐

25. Seit wie vielen Jahren leiden Sie schon an solchen Kopfschmerzen? ☐

Diagnose Migräne ✓

Auswertung Bereich A

Migräne

	Kriterien	Erfüllt
Frage 1	Ja	◯
Fragen 2–5	Mindestens 2 Ja	◯
Fragen 6–9	Mindestens 2 Ja	◯
Frage 10	Ja	◯

Es müssen alle Kriterien erfüllt sein.

Auswertung Bereich B

Episodischer Kopfschmerz vom Spannungstyp

	Kriterien	Erfüllt
Frage 13	Ja	◯
Fragen 14–17	Mindestens 2 Ja	◯
Fragen 18, 19	Beide Nein	◯
Fragen 20, 21	Mindestens 1 Nein	◯
Fragen 22, 23	Ja, weniger als 15 Kopfschmerztage/Monat	◯

Es müssen alle Kriterien erfüllt sein.

Chronischer Kopfschmerz vom Spannungstyp

	Kriterien	Erfüllt
Fragen 14–17	Mindestens 2 Ja	◯
Frage 19	Nein	◯
Fragen 18, 20, 21	Mindestens 2 Nein	◯
Fragen 23, 24	Ja, mindestens 15 Kopfschmerztage/Monat	◯

Es müssen alle Kriterien erfüllt sein.

Kieler Kopfschmerzkalender

	1	2	3	4	5	6	7	8	9	10
Kopfschmerzanfall										
Datum										
Schmerzstärke 1 = schwach 2 = mittel 3 = stark 4 = sehr stark										
Einseitiger Kopfschmerz										
Beidseitiger Kopfschmerz										
Pulsierend oder pochend										
Drückend, dumpf bis ziehend										
Hinderlich bei üblicher Tätigkeit										
Verstärkung bei körperlicher Aktivität										
Übelkeit										
Erbrechen										
Lichtscheu										
Lärmscheu										
Anfallsdauer										
Medikamente										
1.										
2.										
3.										
4.										

Wirkung: 1 = gut 2 = mäßig 3 = schlecht

© Hartmut Göbel, Schmerzklinik Kiel 2002

Diagnose Migräne ✓

meist extrem eingeschränkt, ist dies bei Kopfschmerzen vom Spannungstyp nicht unbedingt der Fall. Migränepatienten halten strenge Bettruhe, Spannungskopfschmerz wird dagegen durch Bewegung an der frischen Luft besser.

Ein sehr wichtiges Kriterium ist das Auftreten von Übelkeit und Erbrechen sowie Licht- und Lärmempfindlichkeit. Übelkeit und Erbrechen treten bei Kopfschmerzen vom Spannungstyp nicht auf, während Licht- oder Lärmempfindlichkeit möglich, aber nicht typisch sind.

Herausfinden lässt sich das natürlich erst, wenn die Kopfschmerzen bereits mindestens fünfmal aufgetreten sind und der Patient recht genau über den Verlauf der Schmerzen Auskunft geben kann. Und es gibt natürlich Menschen, die sowohl unter einer Migräne als auch unter Kopfschmerzen vom Spannungstyp leiden.

Der Kopfschmerzkalender

Wenn Sie die Kopfschmerzmerkmale im Anfallsverlauf bestimmen möchten, sollten Sie einen Kopfschmerzkalender (siehe gegenüberliegende Seite) führen. Wenn Sie dies gewissenhaft tun, können Sie Ihre Kopfschmerzform fortlaufend bestimmen und mit Ihrem Arzt diskutieren.

Migränevorboten

Knapp ein Drittel der Migräniker hat bereits bis zu zwei Tage vor der Migräneattacke Symptome, die den kommenden Anfall ankündigen. Diese Vorboten können sehr unterschiedlich ausfallen: starke Gereiztheit, Appetit auf Süßes, häufiges

15

Was ist eine Aura?

Das Phänomen wurde nach Aurora, der griechischen Göttin der Morgenröte, benannt. Vor der Kopfschmerzattacke treten wie bei einem Sonnenaufgang innerhalb von 15 bis 30 Minuten langsam stärker werdende neurologische Störungen auf. In etwa 90 % der Fälle handelt es sich um Sehstörungen. Am Rand des Gesichtsfelds tauchen plötzlich flimmernde Punkte oder Zickzacklinien, Schlieren oder Schleier auf, die sich allmählich ausbreiten. Die Aura kann sich jedoch auch in Form von Schwindel, Sprachstörungen, Kribbeln in bestimmten Körperteilen oder sogar Lähmungserscheinungen zeigen.

Gähnen, Aufgedrehtheit, Müdigkeit u. v. m. Wenn dann die Migräneattacke einsetzt, liegt für den Patienten natürlich nahe, in den Vorbotensymptomen den Auslöser oder gar die Ursache der Migräne zu sehen – beispielsweise Stress beim Vorsymptom Gereiztheit, Schokolade beim Symptom »Appetit auf Süßes« oder Schlafmangel bei zuvor auftretender Müdigkeit. Doch das wäre ein Fehlschluss. Es handelt sich nicht einmal um Auslöser des Migräneanfalls, keinesfalls aber um dessen Ursachen. Vielmehr sind dies bereits die ersten unspezifischen Symptome der Migräne.

Aura – die Steuerung entgleist

Bei jedem zehnten Migränekranken beginnt der Anfall mit Störungen des zentralen Nervensystems, die man als Aura

Diagnose Migräne

bezeichnet. Diese Störungen entwickeln sich binnen weniger Minuten und dauern üblicherweise maximal eine Stunde. Wenn mehrere Störungen nacheinander auftreten, so addieren sich die Zeitspannen und können dann die Dauer von einer Stunde überschreiten.

Auch bei einer Sonderform der Migräne – der »Migräne mit verlängerter Aura« – halten die Störungen länger an: zwischen 60 Minuten und 7 Tagen.

Nach den Aurasymptomen setzt üblicherweise der Kopfschmerz ein. Doch er kann auch ganz fehlen. Manche Patienten klagen jahrelang über eines oder mehrere Aurasymptome, ohne auch nur im Entferntesten zu ahnen, dass sie an Migräne leiden. Weil die Symptome meist nicht länger als 10 bis 30 Minuten dauern, halten die Patienten es oft nicht für nötig, sich damit an einen Arzt zu wenden.

Vielleicht denken Sie jetzt, es handele sich bei der Aura auch um Vorboten der Migräne, wie im letzten Abschnitt beschrieben. Genau das sind sie aber nicht. Wie Sie im Abschnitt »Wie Migräne entsteht« ab Seite 23 noch genauer erfahren werden, ist Migräne eine Erkrankung des Nervensystems. Diese neurologische Störung äußert sich zwar meist in Form der typischen pulsierenden Kopfschmerzen, aber eben auch in den Aurasymptomen. Sie sind deshalb die Migräne, keine Vorboten. Und sie sind so typisch, treten in dieser Form nur bei der Migräne auf, dass sie ein absolut eindeutiges Anzeichen dafür sind, dass es sich bei den meist nachfolgenden Kopfschmerzen tatsächlich um solche im Rahmen einer Migräne handelt.

Kopfschmerzen – Hämmern und Pochen

Es gibt zwei mögliche Erklärungen für das Wort »Migräne«. Die eine besagt, dass es vom griechischen »hemikrania« (»hemi« = halb, »kranion« = Schädel) abstammt, weil der Migräneschmerz bei etwa jedem zweiten Betroffenen nur auf einer Kopfseite auftritt. Die andere Erklärung sieht den Ursprung des Wortes im lateinischen »migrare«, was so viel heißt wie »wandern«, »umherziehen«. Diese Theorie ist nahe liegend, da in allen Phasen der Migräne ein Phänomen anzutreffen ist, das uns bereits bei der Aura begegnete: das einer allmählichen Ausbreitung oder Wanderung. In der Auraphase startet z. B. das Kribbeln in den Fingerspitzen und breitet sich von dort aus über den gesamten Arm bis hin zur Zunge aus.

Das gleiche Phänomen findet sich in der Kopfschmerzphase. Denn auch der Schmerz kann wandern: Zu Beginn der Attacke kann er z. B. diffus vom Nacken über den ganzen Schädel verteilt sein, um sich dann mal an dieser, mal an jener Stelle des Kopfes – auch z. B. in Unter- und Oberkiefer – zu äußern. Am Höhepunkt des Anfalls ist er dann jedoch an seiner individuell unterschiedlichen Hauptstelle zu spüren, um sich im weiteren Verlauf der Attacke wieder mit verschiedenen Zwischenstationen zum Ausgangsort zurückzuziehen.

Während seiner Wanderung ist auch der Schmerzcharakter oft einer Veränderung unterworfen. Am Anfang und gegen Ende des Anfalls kann er durchaus dumpf, ziehend oder drückend sein – also ganz ähnlich wie ein »gewöhnlicher« Kopfschmerz vom Spannungstyp. Am Scheitelpunkt der Attacke aber, wenn der Schmerz seine hauptsächliche Lokalisation

Diagnose Migräne

eingenommen hat, entspricht er fast immer dem typischen Migräneschmerz mit seinem pulsierenden Charakter und erreicht eine Intensität, die weit über jener liegt, die für den Kopfschmerz vom Spannungstyp üblich ist.

Schmerzverstärker Bewegung

Typisch für die Migräne ist auch, dass sich der Schmerz bei jeder Bewegung verschlimmert. Wer unter Kopfschmerzen vom Spannungstyp leidet, findet möglicherweise Linderung durch einen Spaziergang oder ein bisschen Gymnastik. Nicht so bei Migräne: Jede körperliche Anstrengung, und sei es nur der Gang zur Toilette, macht den Schmerz noch unerträglicher. Das Gleiche gilt für Niesen, Husten oder Erbrechen. Diese Eigenheit von Migräneschmerzen ist so typisch, dass sie auch zur Unterscheidung von anderen Kopfschmerzformen herangezogen werden kann.

Die eigentliche Schmerzphase der Migräne kann von 4 bis zu 72 Stunden dauern. In den meisten Fällen ist der Schmerz jedoch nach etwa einem Tag vorüber. »Nur« etwa 10 % der Patienten leiden tatsächlich bis zu drei Tage unter den quälenden Schmerzen. Dauert die Attacke länger als drei Tage, spricht man vom so genannten Status migraenosus (migräneartiger Dauerzustand). Dies ist jedoch nicht der Normalfall, sondern eine Komplikation der »normalen« Migräne.

Im Mittel leiden Betroffene unter einem bis zwei Anfällen pro Monat. Etwa 8 % der Betroffenen haben mehr als drei Attacken im Monat. Allerdings kann die Häufigkeit der Anfälle bei ein und derselben Person im Lauf der Zeit stark schwanken.

So kann es durchaus Phasen geben, in denen die Attackenfrequenz deutlich nachlässt, und andere, in denen sie massiv zunimmt.

Symptom Übelkeit

Eines der charakteristischen Begleitsymptome einer Migräneattacke ist die Übelkeit, unter der – je nach Studie – 65 bis 95 % der Betroffenen leiden. Erbrechen tritt bei knapp 50 bis 60 % der Attacken auf. Die restlichen Patienten – also jene, die weder unter Übelkeit noch Erbrechen leiden – sind zumindest appetitlos. Hierzu ist anzumerken, dass Patienten unter »Übelkeit« sehr unterschiedliche Dinge verstehen. Manche z. B. setzen Übelkeit mit Erbrechen gleich, andere verstehen darunter einen Widerwillen gegen Speisen oder einen Druck in der Magengegend. Schon aus diesen unterschiedlichen

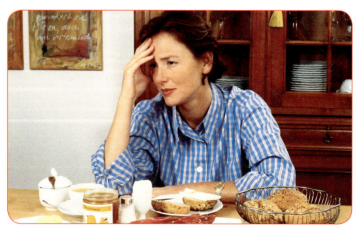

Bei Migräne leidet der ganze Mensch – physisch und psychisch.

Begriffen resultiert die Bandbreite der typischen Begleit-
symptome von Appetitlosigkeit bis Erbrechen, wobei auch
Sodbrennen, Blähungen und Bauchschmerzen dazugehören.
Sicher ist, dass kein Migränepatient während eines Anfalls
Heißhunger auf bestimmte Speisen verspürt. Das kommt
lediglich während der Phase der Vorbotensymptome vor.

Symptom Überempfindlichkeit

Typisch für einen Migräneanfall ist auch eine Überempfindlichkeit der Sinne. Meist äußert sie sich in einer Licht- und/
oder Lärmüberempfindlichkeit. Allein über eine starke Abneigung gegen laute Geräusche klagen 61 bis 98 % der Patienten. Doch die Abneigung kann sich auch auf Gerüche bezie-
hen, sodass sie selbst bei dezentem Parfüm Übelkeit empfinden. Häufig ist zudem eine Aversion gegen Berührungen.
Sogar das mitleidige Streicheln des Partners kann der Migrä-
nekranke als schlimme Folter empfinden.
Interessant ist, dass die Schwere der Begleitsymptome direkt
mit der Schmerzintensität in Zusammenhang steht. Anders
formuliert: Je schlimmer die Begleitsymptome, desto stärker
auch der Schmerz – und umgekehrt.

Migräne – mehr als Kopfschmerzen

Über diese typischen Begleitsymptome hinaus können noch
weitere auftreten:
→ Die Gesichtshaut wirkt während des Anfalls extrem fahl
und bleich. Die Wangen sind eingefallen, die Haut sieht tro-
cken, abgespannt und welk aus.

→ Die Augen können ihren Glanz verlieren und zu tränen beginnen. Sie wirken insgesamt leblos und eingesunken.

→ Der pochende, pulsierende Schmerz kann auch im Bereich der Nasennebenhöhlen oder im Nasen-Rachen-Raum auftreten. Bei manchen Patienten kommt es zu einer übermäßigen Produktion von Nasensekret bis hin zur Verstopfung der Nase. Auch das Gegenteil kann auftreten: eine ausgetrocknete Nase und Nasenbrennen.

→ Während der Anfälle leidet der ganze Mensch – nicht nur körperlich, sondern auch psychisch. Negative Befindlichkeiten wie Depressivität, Ängstlichkeit, Ärger u. a. gewinnen die Oberhand, drängen positive Gestimmtheit wie Selbstvertrauen und Nachsicht in den Hintergrund.

→ Manchmal kommt es zu Gewichtsveränderungen, da Flüssigkeitsaufnahme und -ausscheidung verändert sind.

→ Einige Patienten beginnen während der Anfälle zu frösteln, frieren, zittern oder schwitzen. Ob dies mit einer tatsächlichen Veränderung der Körpertemperatur einhergeht oder ob es sich um eine subjektive Wahrnehmung handelt, ist unklar.

Nach dem Anfall

Mit dem Abklingen der Migränekopfschmerzen ist die Attacke noch nicht überstanden. Fast alle Patienten leiden anschließend bis zu ein oder zwei Tagen unter starker Erschöpfung, Müdigkeit und Abgeschlagenheit sowie dem Wunsch, mit sich allein zu sein. Zudem zeigt sich häufig eine erhöhte Schmerzempfindlichkeit. So kann z. B. das Kämmen der Haare äußerst schmerzhaft sein, oder es treten sticharti-

Diagnose Migräne ✓

ge Schmerzen im Kopfbereich auf (so genannter Eispickelkopfschmerz). Alles in allem benötigen die meisten Patienten
nach einer Attacke eine Ruhephase mit viel Schlaf.

Wie Migräne entsteht

Fest steht, dass es nicht ein einzelner Faktor ist, der Migräne
hervorruft. Im Folgenden die »Neurologisch-verhaltensmedizinische Migränetheorie«, die das umfangreiche Wissen zur
Migräneentstehung der letzten Jahrzehnte zusammenfasst.
Nach dieser Theorie besteht beim Migränepatienten eine
angeborene Besonderheit der Reizverarbeitung im Gehirn –
es steht ständig unter Hochspannung. Wenn nun bestimmte
auslösende Faktoren (»Trigger«) zu plötzlich, zu lange oder zu
intensiv hinzukommen, wird beim Migränekranken eine Kas-
kade von teils gleichzeitig ablaufenden physiologischen
Änderungen in Gang gesetzt, die den Anfall bewirken.
Bei der Auslösung der Migräneattacken müssen Triggerfaktoren im Sinne eines »Anstoßens« der Migräneattacke von den
eigentlichen »Ursachen« streng getrennt werden. Während
die Ursache in einer spezifischen übermäßigen Reaktionsbereitschaft des Organismus besteht, können Triggerfaktoren
mannigfaltige Bedingungen sein, die die Migränekaskade in
Gang setzen. Ein Großteil der Attacken kommt aus heiterem
Himmel: Auch beim besten Willen lässt sich kein spezifischer
Triggerfaktor für die spezielle Migräneattacke finden. Es kris-
tallisiert sich heraus, dass der gemeinsame Nenner aller Trig-

Checkliste Migräneauslöser

- [ ] Stress
- [ ] Auslassen von Mahlzeiten
- [ ] Angst
- [ ] Wetterumschwung
- [ ] Sorgen
- [ ] Klimawechsel
- [ ] Traurigkeit
- [ ] Föhnwind
- [ ] Depression
- [ ] Helles Licht
- [ ] Rührung
- [ ] Überanstrengung der Augen
- [ ] Schock
- [ ] Heißes Baden oder Duschen
- [ ] Erregung
- [ ] Lärm
- [ ] Überanstrengung
- [ ] Intensive Gerüche

- [ ] Körperliche Erschöpfung
- [ ] Nahrungsmittel
- [ ] Geistige Erschöpfung
- [ ] Gewürze
- [ ] Änderung des normalen Tagesablaufs
- [ ] Medikamente
- [ ] Wochenende
- [ ] Alkohol
- [ ] Spätes Zubettgehen
- [ ] Achten auf die schlanke Linie
- [ ] Langes Schlafen
- [ ] Menstruation
- [ ] Urlaubsbeginn oder -ende
- [ ] Blutdruckänderungen
- [ ] Reisen
- [ ] Tragen schwerer Gewichte

Diagnose Migräne ✓

gerfaktoren eine plötzliche Veränderung des normalen Lebensrhythmus ist. Durch welche Faktoren, Mechanismen und Umstände diese Veränderung herbeigeführt wird, scheint dabei weniger von Bedeutung zu sein.

Die grundsätzlich erhöhte Aktivität des Gehirns plus Triggerfaktor/en führen zu einer plötzlichen und übermäßigen Aktivierung im Gehirn. Binnen kürzester Zeit werden zu viele Nervenbotenstoffe freigesetzt, insbesondere das schmerz- und stimmungssteuernde Hormon Serotonin und andere erregende Neurotransmitter. Das Gehirn missinterpretiert die übermäßige Freisetzung der Botenstoffe als Reaktion des Körpers auf eine Vergiftung. Logische Folge ist die Aktivierung von Schutzreflexen in Form von Übelkeit und Erbrechen. Diese laufen jedoch biologisch ins Leere, da die übermäßige Aktivierung der Botenstoffe schließlich nicht durch eine echte Vergiftung via Nahrungsaufnahme, sondern durch die übermäßige Reizverarbeitung eingeleitet wurde und die übermäßige Konzentration der Nervenbotenstoffe im Gehirn durch Erbrechen nicht beseitigt werden kann.

Die Entstehung der Aura

Gleichzeitig können die übermäßig ausgeschütteten erregenden Nervenbotenstoffe eine so genannte Spreading Depression auslösen – in einer Region des Großhirns, die für die Verarbeitung von Sinneseindrücken zuständig ist. »Spreading Depression« bedeutet so viel wie »sich ausbreitende Dämpfung (von Nervenzellen)«. Sie ist es, die beim Migränekranken die Aurasymptome produzieren kann. Dabei werden die

25

jeweiligen Hirnzellen zunächst übererregt, um dann in einen Zustand verringerter Aktivität zu verfallen. Diese Störung der Nervenzellen und die damit verbundene Minderdurchblutung breiten sich mit einer Geschwindigkeit von drei bis sechs Millimetern pro Minute über den Hirnbereich aus. Das ist genau jene Geschwindigkeit, die auch die Aurasymptome bei ihrer Ausbreitung zeigen. Dabei feuern die Nervenzellen an der Ausbreitungsfront stets wie wild, um nach dem Fortrücken der Front in einen Zustand der Lethargie zu verfallen.

Am augenfälligsten wird dies bei jener Auraform, die durch Missempfindungen geprägt ist: Die Aura beginnt z. B. mit einem Kribbeln in den Fingerspitzen. Das Kribbeln wandert im Verlauf von 30 bis 60 Minuten den Arm hinauf bis zur Zunge und nimmt dabei den Weg, der durch die gestörten Hirnzellen der Großhirnrinde vorgezeichnet ist. Nach dem Kribbeln bleibt oft eine Taubheit zurück, die der gedämpften Erregung der Hirnzellen entspricht und ebenso wie die übrigen Aurasymptome schließlich verschwindet.

Der Schmerz setzt ein

Durch die Spreading Depression kommt es zu einer Störung der Elektrolytkonzentrationen (z. B. des Mineralstoffs Magnesium) in und zwischen den Zellen. In der Folge werden benachbarte Schmerzrezeptoren erregt und vermitteln Schmerz. Es dauert etwa 30 bis 60 Minuten, bis dadurch Entzündungsbotenstoffe freigesetzt werden und im Bereich der Blutgefäße in den Hirnhäuten eine neurogene Entzündung hervorrufen. Weil sich die Entzündung in den Blutgefäßen

Diagnose Migräne ✓

ausbreitet – und mithin auch die Schmerzempfindlichkeit –, summieren sich die Folgen der Entzündung sowohl räumlich als auch zeitlich: Der Migräneschmerz breitet sich über verschiedene Areale des Kopfes hinweg aus und nimmt mit der Zeit an Intensität zu. Dies dauert so lange, bis die Kompensationsmechanismen des Körpers greifen. Dazu gehören der Abbau der in der Anfangsphase verstärkt freigesetzten Nervenbotenstoffe und die Aktivierung der körpereigenen Schmerzabwehrsysteme. Bis diese Mechanismen die Fehlregulation im Zentralnervensystem ausgleichen, können mehrere Stunden, in Einzelfällen auch bis zu drei Tage, vergehen.

Das Betriebssystem stürzt ab

Die zu Beginn der Attacke zu viel freigesetzten Botenstoffe müssen natürlich auch wieder abgebaut werden. Doch durch den rasanten Abbau schließt sich eine Phase der Botenstofferschöpfung an – die Speicher sind zunächst leer und müssen wieder aufgefüllt werden. Doch ohne Botenstoffe keine bzw. keine korrekte Reizleitung im Gehirn: Die globale Informationsverarbeitung im Gehirn ist gestört.

Die Folge der durch übermäßige Freisetzung von Nervenbotenstoffen eingeleiteten Entzündung ist auch eine Aktivierung von Nervenzentren des Hirnstamms. Dadurch können Körperbereiche in das Schmerzerleben einbezogen werden, die zunächst gar nicht beteiligt waren. Dazu zählen insbesondere die Schulter- und Nackenmuskulatur sowie Bereiche des Schädels, die nicht direkt von der neurogenen Entzündung betroffen sind.

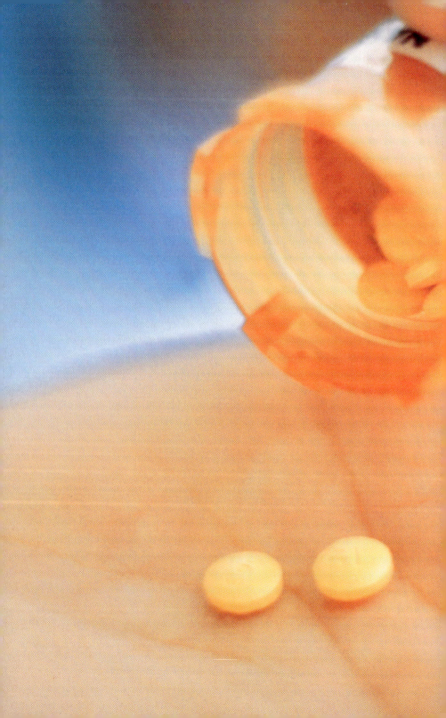

✓ Die richtige Therapie

Die Selbstbehandlung der Migräne	**30**
Medikamente bei Ankündigungssymptomen	31
Zusätzliche Maßnahmen	32
Die besten Akutmedikamente	34
Triptane bei schweren Migräneattacken	37
Typische Behandlungsfehler	53
Vorbeugen mit Medikamenten	**56**
Therapieempfehlungen	64
Therapien von A(kupressur) bis Z(ahnbehandlungen)	**72**

Die Selbstbehandlung der Migräne

Die im folgenden Kapitel genannten Methoden der Vorbeugung ohne Medikamente sind bei vielen Menschen äußerst effektiv und sollten unbedingt immer zuerst genutzt werden. Wenngleich sie oft die Häufigkeit und Schwere der Migräneattacken reduzieren – ein Leben ganz ohne Kopfschmerzmittel können sie meist nicht garantieren. Es ist deshalb von zentraler Bedeutung, dass der Patient genau weiß, wie er welche Medikamente einnehmen sollte und worauf er dabei besonders achten muss. Ein Grund ist natürlich, dass der Schmerz so schnell und vollständig wie möglich beseitigt werden sollte. Ein weiterer ist, dass jedes Medikament auch Nebenwirkungen hat und die Behandlung deshalb so effektiv wie möglich sein soll. Noch ein wichtiger Grund: Schmerzmittel können selbst zu Kopfschmerzen führen, wenn sie falsch eingenommen werden.

Schmerz schadet!

Kopfschmerzen sollten Sie dennoch auf keinen Fall einfach hinnehmen. Denn eine effektive Behandlung der Schmerzen kann dazu beitragen, dass die Häufigkeit und Schwere von Anfällen vermindert werden. Aus diesem Grund sollten bei behandlungsbedürftigen Schmerzen stets Substanzen eingesetzt werden, die in der Lage sind, den Schmerz effektiv zu reduzieren oder zu beseitigen. Man nutzt sich und seinem Körper nicht, wenn man Schmerzen aushält. Im Gegenteil: Durch dauernde Schmerzen kommt es zu Veränderungen im

Die richtige Therapie ✓

Körper, die langfristig zu einer deutlichen Beeinträchtigung der Körperfunktionen führen können.

Abwarten ist der falsche Weg

Für die Behandlung von Kopfschmerzen ist es wichtig, dass die Schmerzmittel möglichst frühzeitig eingenommen werden. Gerade bei Migräne kommt es sehr häufig im Lauf der Attacke zu einer Störung der Aufnahmefähigkeit von Magen und Darm. Die Wirkstoffe können dann nicht mehr an ihren Wirkort gelangen und ihre Wirkung entsprechend nicht entfalten. Aus diesem Grund empfehle ich Ihnen – insbesondere bei Migräne –, das Medikament sehr frühzeitig einzunehmen. Eine späte Einnahme kann dazu führen, dass ansonsten sehr wirkungsvolle Medikamente ihre Wirkung nicht entfalten können und Schmerzen lange anhalten.

Medikamente bei Ankündigungssymptomen

Viele Migränepatienten kennen Ankündigungssymptome einer Migräneattacke. Solche Symptome können z. B. sein:
→ Stimmungsschwankungen im Sinne von Gereiztheit
→ Besonders großer Elan
→ Hyperaktivität und große Motivation
→ Übertrieben gute Stimmung
→ Erhöhter Appetit insbesondere auf Süßigkeiten
→ Ausgeprägtes Gähnen
→ Niedergeschlagenheit

Solche Ankündigungssymptome zeigen sich bei über einem Drittel der Migränepatienten bis zu 24 Stunden vor dem

Beginn der Migräneattacke. Wenn Sie aufgrund der Voraussymptome ziemlich sicher sagen können, dass ein Migräneanfall bevorsteht, können Sie bereits jetzt folgende Medikamente einsetzen:
→ 500 mg Acetylsalicylsäure als Brauselösung oder
→ 500 mg Naproxen oder
→ 2,5 mg Naratriptan

Treten die Migräneattacken mit großer Regelmäßigkeit in Verbindung mit der Menstruation auf, können Sie 24 Stunden vor der erwarteten Menstruation genauso verfahren.

Zusätzliche Maßnahmen

Es gehört zu einer der ersten Maßnahmen in der Behandlung des Migräneanfalls, eine Reizabschirmung einzuleiten. Man sollte sich deshalb nach Möglichkeit immer in ein ruhiges

Maximal zehn Tage!

Prinzipiell sollte eine Selbstmedikation zur Vermeidung von Komplikationen an maximal zehn Tagen pro Monat durchgeführt werden. Sollten Sie mit den in diesem Abschnitt erwähnten Medikamenten Ihre Schmerzen nicht in den Griff bekommen oder die Schmerzen an mehr als zehn Tagen pro Monat auftauchen: Gehen Sie unbedingt zum Arzt! Denn in diesen Fällen sind vermutlich spezifische Migränemittel, die Triptane, und bei hoher Attackenhäufigkeit eine vorbeugende Therapie mit rezeptpflichtigen Substanzen notwendig.

Die richtige Therapie

und abgedunkeltes Zimmer zurückziehen. Da die Lärm- und Lichtempfindlichkeit den Betroffenen meist gut bekannt ist, aber aufgrund der Alltagsbedingungen eine Reizabschirmung nicht immer möglich ist, versuchen viele Menschen durch schnelle und übermäßige Einnahme von Medikamenten arbeitsfähig zu bleiben. Diese Situation ist ein wesentlicher Grund für einen medikamentösen Fehlgebrauch mit der Gefahr eines medikamenteninduzierten Dauerkopfschmerzes. Auch wenn ein Medikament sehr gut und sehr schnell hilft, sollten Sie diese Ruhephase einhalten.

Behandlung bei leichter Behinderung

Leichte Migräneattacken lassen sich durch
→ Langsamen Beginn der Kopfschmerzintensität
→ Schwache bis mittlere Kopfschmerzintensität
→ Fehlende oder nur leichte Aurasymptome und
→ Mäßige Übelkeit und fehlendes Erbrechen
von schweren Migräneattacken abgrenzen.

Zur Behandlung dieser leichten Migräneattacken empfiehlt sich die Kombination eines Medikaments gegen die Übelkeit (Metoclopramid oder Domperidon – beide verschreibungspflichtig) mit einem Schmerzmittel (Acetylsalicylsäure, Ibuprofen, Naproxen, Paracetamol oder Phenazon). Die Gabe eines Medikaments gegen Übelkeit und Erbrechen hat sich in der Behandlung der Migräneattacke als sinnvoll erwiesen, da sie einerseits direkt und gezielt die Symptome Übelkeit und Erbrechen reduziert, andererseits die Magen- und Darmaktivität normalisieren kann. Dadurch kann die Aufnahme des

Medikaments gegen die Schmerzen verbessert und beschleunigt werden.

Bestehen bei leichten Migräneattacken überhaupt keine Übelkeit und kein Erbrechen, können Sie auch direkt das Schmerzmittel einnehmen und auf das Medikament gegen Übelkeit und Erbrechen verzichten.

Medikamente gegen Übelkeit und Erbrechen

Appetitlosigkeit, Übelkeit und Erbrechen können Begleitsymptome von Migräneattacken sein. Zusätzlich ist oft die Muskulatur des Magens in ihrer Beweglichkeit gestört – und damit die Fortbewegung des Speisebreis. So genannte Antiemetika (Mittel gegen Übelkeit und Erbrechen) sollen diese Funktionsstörungen bei Migräne beheben. Die Magenlähmung während der Migräneattacke führt dazu, dass die Schmerzmittel kaum in den Darm weitertransportiert werden. Folge: Die gewünschte Wirkung bleibt aus.

Aus diesem Grund sollten Sie 15 Minuten vor der Einnahme des Migränemittels ein Antiemetikum (Metoclopramid oder Domperidon) einnehmen. Innerhalb dieses Zeitraums wird die Steuerung der Magenbeweglichkeit wieder normalisiert, und das Migränemittel kann seine Wirksamkeit entfalten. Anwendung: Metoclopramid 20 Tropfen, bei frühem Erbrechen 1 Zäpfchen mit 20 mg; ersatzweise Domperidon, 30 Tropfen.

Aspirin – der Klassiker

Unter den rezeptfreien Medikamenten besitzt die Acetylsalicylsäure (z. B. Aspirin, ASS) den stärksten schmerzlindernden

Die richtige Therapie

Effekt bei Kopfschmerzen. Sie ist auch das weltweit am häufigsten bei Migräne eingesetzte Medikament. Acetylsalicylsäure sollte möglichst als Brauselösung eingenommen werden, da dadurch eine besonders schnelle und sichere Aufnahme im Magen-Darm-Trakt erfolgt. Ähnlich schnell ist die Aufnahme bei Verwendung einer Kautablette. Wird bei Verwendung einer normalen Tablette nicht genügend Flüssigkeit nachgetrunken (mindestens 250 Milliliter), bleibt das Medikament aufgrund der migränebedingten Magen-Darm-Lähmung zu lange im Magen liegen, wird vom Darm nicht aufgenommen und kann dort unerwünschte Wirkungen in Form einer Magenschleimhautentzündung (Gastritis) mit Magenschmerzen hervorrufen.

Bei Jugendlichen beträgt die Dosierung von Acetylsalicylsäure 500 Milligramm, bei Erwachsenen 1000 bis 1500 Milligramm zur Erzielung ausreichender Wirksamkeit. Die Einnahme einer Tablette zu 500 Milligramm bei Erwachsenen reicht bei Migräne definitiv nicht aus, vielmehr sind zwei Tabletten erforderlich. Die Wirkung setzt in der Regel nach 20 bis 60 Minuten ein. Acetylsalicylsäure sollte als Brauselösung in 250 Milliliter Wasser gelöst eingenommen werden. Das Medikament wird erst im Dünndarm in den Körper aufgenommen. Durch die Brauselösung passiert es schnell den Magen und kann so am besten seine Wirksamkeit erlangen. Die Beifügung von Vitamin C in Brausetabletten dient zur Bildung der sprudelnden Kohlensäure und einer erhöhten Magenverträglichkeit; sie ist keine Beimengung einer Substanz im Sinne von Kombinationspräparaten, ist also nicht gefährlich.

Vorteilhaft ist insbesondere auch die Einnahme einer so genannten gepufferten Zubereitung, die sich positiv auf Magensymptome der Migräne auswirkt (beispielsweise Aspirin Migräne).

Paracetamol

Paracetamol wird bevorzugt bei Kindern verabreicht. Es kann als Zäpfchen, Brausegranulat zum Trinken, als Kautablette, Saft oder Tropfen eingenommen werden.

Anwendung: Bei Kindern beträgt die Dosis 500 Milligramm, bei Erwachsenen 1000 Milligramm. Die Wirkung tritt in der Regel nach 30 bis 60 Minuten ein.

Bei Erbrechen zu Beginn der Migräneattacke ist es sinnvoll, Paracetamol als Zäpfchen zu benutzen.

Ibuprofen, Naproxen

Die Wirksamkeit von Ibuprofen in der Behandlung der Migräneattacke ist nicht so gut untersucht wie die der Acetylsalicylsäure. Die Substanz ist als Tablette, Brausegranulat, Zäpfchen und Kapsel erhältlich. Es wird angenommen, dass Ibuprofen der Acetylsalicylsäure und dem Paracetamol in seinem schmerzlindernden Effekt ähnlich ist. Die Einzeldosierung beträgt bei Kindern 200 Milligramm, bei Erwachsenen bis 500 Milligramm.

Naproxen bewährt sich wegen seiner ausgedehnten Wirkdauer besonders bei langen Attacken.

Anwendung: Ibuprofen kann als Tablette, Granulatlösung oder auch Zäpfchen angewendet werden.

Die richtige Therapie

Triptane bei schweren Migräneattacken

Eine schwere Migräneattacke besteht, wenn das zunächst eingesetzte Behandlungsschema für leichte Migräneattacken (siehe Seite 33ff.) sich als nicht ausreichend wirksam erweist. Schwere Attacken liegen auch vor, wenn zu Beginn bereits ausgeprägte einzelne Aurasymptome oder aber auch Kombinationen von mehreren Aurasymptomen auftreten. Eine schwere Behinderung äußert sich ebenfalls durch lange und häufige Attacken, massive Arbeitsbehinderung oder Unfähigkeit, am sozialen Leben teilzunehmen.

Wie bei leichten Migräneanfällen auch sollten Sie sich wenn möglich sofort in ein ruhiges, dunkles Zimmer zurückziehen und versuchen, sich zu entspannen.

Alternativ zu der Gabe von herkömmlichen Schmerzmitteln und den früher verwendeten Ergotaminen stehen seit 1993 die Triptane als so genannte selektive Serotoninagonisten in der Migränetherapie zur Verfügung. Mittlerweile ist eine ganze Reihe von Arzneimitteln mit Wirkstoffen aus dieser Substanzklasse erhältlich:

→ Almotriptan (Almogran)
→ Eletriptan (Relpax)
→ Frovatriptan (Allegro)
→ Naratriptan (Naramig)
→ Rizatriptan (Maxal)
→ Sumatriptan (Imigran)
→ Zolmitriptan (Ascotop)

Da Triptane nicht nur gegen den Migränekopfschmerz, sondern auch gegen Begleitsymptome wie Übelkeit, Erbrechen,

Lärm- und Lichtempfindlichkeit wirken, ist eine zusätzliche Anwendung eines Medikaments gegen Übelkeit und Erbrechen nicht mehr erforderlich.

Eine entscheidende Wirkung der Triptane: Sie blockieren die Freisetzung von Nervenbotenstoffen (Neuropeptiden und Neurotransmittern), die eine lokale neurogene Entzündung an den Blutgefäßen des Gehirns auslösen können. Zudem können Triptane während der Migräneattacke die erhöhte Nervenaktivität in verschiedenen Gehirnzentren normalisieren und erweiterte Kurzschlüsse zwischen den Arterien und Venen des Gehirns (Anastomosen) wieder verengen, wodurch eine Normalisierung der Sauerstoffversorgung des Gehirns erreicht wird.

Während die früher verwendeten Ergotamine überall im Körper wirkten, binden die Triptane im Wesentlichen gezielt und selektiv an den Schaltstellen (5-HT1B- und -1D-Rezeptoren), die an genau den Stellen des Gehirns lokalisiert sind, an denen die Krankheitsvorgänge der Migräne ablaufen.

Gründe für den Triptaneinsatz

Bei Patienten, die trotz angemessener anderer Therapie ihre Behinderung durch Migräne nicht reduzieren können und bei denen keine Kontraindikationen gegen Triptane vorliegen, ist der Einsatz in der Therapie berechtigt und erforderlich. Liegen keine Gegenanzeigen vor, wird der Arzt Triptane erwägen, falls folgende Bedingungen gegeben sind:

→ Lange Dauer der Attacken
→ Starke, anhaltende Schmerzintensität

Die richtige Therapie ✓

→ Schwere, anhaltende Übelkeit und Erbrechen
→ Häufige Arbeitsunfähigkeit
→ Nachhaltige Beeinträchtigung sozialer Aktivitäten
→ Starke Nebenwirkungen durch Alternativmedikation

Wichtige Regeln für Triptane

→ Triptane dürfen ausschließlich nach einer ausreichenden ärztlichen Voruntersuchung einschließlich Blutdruckmessung und Elektrokardiogramm sowie individueller Beratung eingesetzt werden. Dies gilt auch und gerade für den erstmaligen Einsatz in der Notfallsituation bei schweren Migräneattacken.

→ Sie dürfen nicht eingesetzt werden, wenn ein medikamenteninduzierter Dauerkopfschmerz oder Gegenanzeigen bestehen, wie z. B. nach einem Herzinfarkt, nach einem Schlaganfall, andere Gefäßerkrankungen, Bluthochdruck, Leber- oder Nierenerkrankungen.

→ Nehmen Sie Triptane erst ein, wenn die Kopfschmerzphase beginnt, dann aber so früh wie möglich. Während der Auraphase sollten diese Wirkstoffe nicht verabreicht werden. Grund dafür ist, dass sie nicht in der Lage sind, die Symptome der Aura direkt zu beeinflussen. Auch können sie die Symptome der Migräne nicht effektiv verbessern, wenn sie zu früh vor der Kopfschmerzphase gegeben werden. Darüber hinaus wird während der Auraphase eine Verengung bestimmter Gehirngefäße als mögliche Ursache angenommen. Gefäßverengende Wirkstoffe wie Triptane können in dieser Phase deshalb zu einer Verstärkung der Symptome führen.

→ In keinem Fall dürfen Triptane in Verbindung mit Ergotaminen verabreicht werden. Da sowohl Ergotamine als auch Triptane zu einer Gefäßverengung führen, kann durch eine Überlagerung der beiden Wirkstoffe eine gefährliche Addition der gefäßverengenden Wirkung zustande kommen. Da Ergotamine in der Migränetherapie jedoch ohnehin der Vergangenheit angehören sollten, dürfte dieses Problem kaum noch auftreten. Viele Migränepatienten nehmen jedoch in der Konfusion einer Migräneattacke häufig wahllos irgendwelche Medikamente ein – auch solche, die sie noch im Arzneischrank haben oder die ihnen in bester Absicht von Bekannten empfohlen und gegeben werden. Hier gilt es, sehr sorgfältig aufzupassen und auf nur vermeintlich gute Ratschläge nicht zu hören.

→ Da die Triptane nur eine begrenzte Wirkzeit haben, treten bei ca. 30% der behandelten Patienten nach Abklingen der Wirkzeit erneut Migränesymptome auf. Dieser so genannte Wiederkehrkopfschmerz lässt sich aber mit einer erneuten Dosis erfolgreich behandeln. Wichtig: Dies bedeutet nicht, dass die Migräneattacke aufgeschoben oder verlängert wird! Es gilt die Faustregel, dass die Dosis einmal pro Tag wiederholt werden kann. Wenn Sie an einem Tag mehr als zweimal zu dem Medikament greifen, müssen Sie mit Ihrem Arzt ein neues Therapiekonzept erarbeiten, das zu einer besseren Wirksamkeit führt. Es empfiehlt sich dann die Wahl eines lang wirkenden Triptans, wie z. B. Naratriptan. Auch die Kombination mit einem lang wirksamen entzündungshemmenden Schmerzmittel (z. B. Naproxen oder Piroxicam) kann die

Die richtige Therapie

Wahrscheinlichkeit für das Auftreten von Wiederkehrkopfschmerzen reduzieren.

→ Unabhängig von der Höhe der Dosis sollten Sie unbedingt beachten, dass Sie das Mittel pro Monat an nicht mehr als zehn Tagen einnehmen, da sonst die Gefahr eines medikamenteninduzierten Dauerkopfschmerzes besteht.

Dabei kommt es zu manchen Missverständnissen: Gezählt werden alle Tage mit Medikamenteneinnahme. Die Dosis ist dabei zweitrangig. Drei Tabletten an einem Tag zählen nur als ein Tag. Die gleiche Dosis, durch Viertelung auf zwölf Tage verteilt, zählt als zwölf Tage! Es zählen alle Akutmedikamente: Am Montag ASS, am Dienstag Paracetamol, am Mittwoch ein Triptan…, alles zählt mit. Es gilt also nicht: 5 Tage ASS, 5 Tage Paracetamol, 5 Tage Triptane macht zusammen nur 5 Tage; es sind 15 Tage.

→ Das Wichtigste ist, dass man die Zusammenhänge versteht. Besteht schon eine Einnahme an mehr als zehn Tagen pro Monat, ist eine Medikamentenpause die erste unumgängliche Maßnahme. In der Regel vergisst das Gehirn die Einnahme nach ca. zehn bis zwölf Tagen. Es kann aber auch bis zu acht Wochen dauern. Dabei ist spezialisierte ärztliche Unterstützung, am besten in einer Schmerzklinik, erforderlich.

→ Anschließend muss eine effektive Vorbeugung durch Verhalten und Medikamente aufgebaut werden, um mit der Migränehäufigkeit unter zehn Tage pro Monat zu kommen. Und leider gilt: Der 11., 12. etc. Tag mit Migräne im Monat muss ohne Akutmedikamente ausgehalten werden, sonst ist der Rückfall vorprogrammiert.

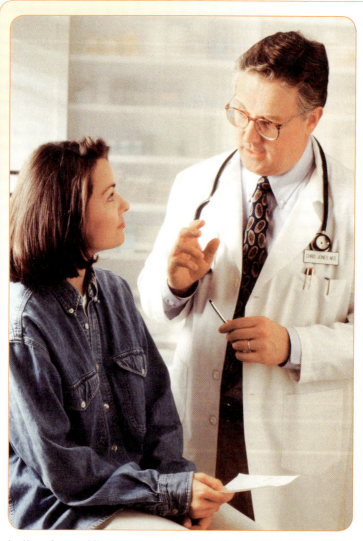

Im Kampf gegen Migräne müssen Arzt und Patient ein Vertrauensverhältnis aufbauen – mit einem optimalen Austausch von Informationen.

Die richtige Therapie

Es muss also das Thema Vorbeugung effektiv umgesetzt werden, damit es erst gar nicht zu einer Häufigkeit von mehr als zehn Tagen pro Monat kommt.

→ Patienten mit einer hohen Attackenfrequenz sind oft unsicher, ob sie bei Beginn der Kopfschmerzen bereits das Triptan einnehmen sollen. Sie stehen dann im Konflikt, einerseits sehr früh in der Attacke das Medikament nehmen zu sollen, andererseits auch umsichtig in Hinblick auf die Obergrenze der Einnahme an zehn Tagen pro Monat vorzugehen.

→ Aus diesem Grund wurde eine Checkliste, die so genannte Triptanschwelle, entwickelt, mit deren Hilfe man den genauen Einnahmezeitpunkt individuell für sich ermitteln kann (siehe Seite 44).

→ Triptane sollten nur bis zu einem Alter von 65 Jahren verabreicht werden.

→ Es liegen mittlerweile auch Studien für den Einsatz von Sumatriptan bei Jugendlichen zwischen dem 12. und 18. Lebensjahr vor. Diese ergaben kein erhöhtes Risiko in dieser Altersgruppe. Bei Kindern unter der Altersgrenze von 12 Jahren sollten Triptane allerdings noch nicht verabreicht werden.

→ Typische Nebenwirkungen der Triptane sind ein leichtes allgemeines Schwächegefühl und ein ungerichteter Schwindel, Missempfindungen, Kribbeln, Wärme- oder Hitzegefühl und leichte Übelkeit. Sehr selten können auch ein Engegefühl im Bereich der Brust sowie im Halsbereich auftreten. In aller Regel sind die Nebenwirkungen mild und verschwinden von selbst wieder.

Die Triptanschwelle

Oft bestehen Unklarheiten, ob beginnende Kopfschmerzen sich zu einer Migräneattacke entwickeln und wann Triptane eingenommen werden sollten. Die Triptanschwelle gibt Ihnen den Zeitpunkt an, zu dem der Einsatz dieser Medikamente bei einer Attacke sinnvoll ist. Beschreiben Sie dazu im Folgenden Ihre Kopfschmerzen. Erreichen Sie eine Punktzahl von mindestens 5, ist die Triptanschwelle überschritten, und Sie können sich mit dem Ihnen empfohlenen Triptan behandeln.

Symptom	Ausprägung	Punkte	Ihre Punktezahl
Schmerzstärke	Stark	2	⬭
	Mittelstark	1	⬭
	Leicht	0	⬭
Schmerzort	Einseitig/örtlich begrenzt	2	⬭
	Beidseitig/diffus	0	⬭
Schmerzcharakter	Pochend, pulsierend	2	⬭
	Dumpf, drückend	0	⬭
Schmerzverstärkung beim Bücken und bei anderen körperlichen Aktivitäten	Ja	1	⬭
	Nein	0	⬭
Übelkeit, Erbrechen	Ja	2	⬭
	Nein	0	⬭
Licht- und Lärmüberempfindlichkeit	Ja	1	⬭
	Nein	0	⬭
Ihre Gesamtpunktezahl			⬭

Die richtige Therapie ✓

Medikamente in der Attackentherapie

Leichte Anfälle – Antiemetikum und Analgetikum

Metoclopramid	Gegen Übelkeit und Erbrechen (Tropfen, Zäpfchen, Kaugummi)
Domperidon	Gegen Übelkeit und Erbrechen (Tropfen, Zäpfchen, Kaugummi)
Dimenhydrinat	Gegen Übelkeit und Erbrechen (Tropfen, Zäpfchen, Kaugummi)
Acetylsalicylsäure 1g	Schmerzmittel (Brauselösung)
Paracetamol 1g	Schmerzmittel (Brauselösung)
Ibuprofen 800 mg	Schmerzmittel (Brauselösung)
Phenazon 1000 mg	Schmerzmittel (Tablette)
Diclofenac-Kalium 50 mg	Schmerzmittel (Brauselösung)

Schwere Anfälle – Triptane

Imigran	Wirkstoff Sumatriptan 6 mg s.c. (Fertigspritze), gegen Erbrechen, soll sehr schnell wirken
	Wirkstoff Sumatriptan nasal 20 mg (Nasenspray), gegen Erbrechen, soll schnell wirken
	Wirkstoff Sumatriptan nasal 10 mg (Nasenspray), gegen Erbrechen, Verträglichkeit erwünscht
	Wirkstoff Sumatriptan Supp 25 mg (Zäpfchen), gegen Erbrechen, Verträglichkeit erwünscht
	Wirkstoff Sumatriptan 100 mg (Tablette), sehr schwere Anfälle
	Wirkstoff Sumatriptan 50 mg (Tablette), schwere Anfälle
Ascotop	Wirkstoff Zolmitriptan 2,5 mg (Tablette), schwere Anfälle
	Wirkstoff Zolmitriptan 2,5 mg (Schmelztablette), schwere Anfälle
	Wirkstoff Zolmitriptan 5 mg (Schmelztablette), sehr schwere Anfälle, soll schnell wirken

Medikamente in der Attackentherapie (Forts.)

Naramig
Wirkstoff Naramig 2,5 mg (Tablette), lange Anfälle, Verträglichkeit erwünscht

Maxalt
Wirkstoff Rizatriptan 10 mg (Tablette), soll schnell wirken, sehr schwere Anfälle

Wirkstoff Rizatriptan 10 mg (Schmelztablette), soll schnell wirken, sehr schwere Anfälle

Almogran
Wirkstoff Almotriptan 12,5 mg (Tablette), soll schnell wirken, lange Anfälle

Relpax
Wirkstoff Eletriptan 40 mg (Tablette), soll schnell wirken, sehr schwere Anfälle

Wirkstoff Eletriptan 20 mg (Tablette), soll schnell wirken, lange Anfälle

Allegro
Wirkstoff Frovatriptan 2,5 mg (Tablette), lange Anfälle, Verträglichkeit erwünscht

Wenn der Anfall nicht aufhören will

Dauert die Kopfschmerzphase einer Migräneattacke trotz Behandlung länger als 72 Stunden, wird diese als Status migraenosus bezeichnet. Gewöhnlich tritt ein Status migraenosus erst bei einer längeren, mehrjährigen Migräneerkrankung in Verbindung mit andauerndem Medikamentenübergebrauch auf. Bevor der Arzt konsultiert wird, hat der Patient dann mindestens drei Tage mit ausgeprägter Übelkeit, Erbrechen und sehr starker Kopfschmerzintensität durchlebt. Die medikamentöse Selbsthilfe, meist mit einer bunten Mischung verschiedenster Substanzen und Kombinationspräparaten, erbrachte während dieser Zeit keinen Erfolg.

Die richtige Therapie

Der Status migraenosus

Dies ist ein trauriges Kapitel, weil es in den meisten Fällen unnötig ist. Ich möchte Ihnen schildern, was der Arzt in einem solchen Fall tun kann, damit Sie – sollten Sie einmal betroffen sein – die Behandlung selbst einschätzen können:

Der Arzt muss eine stationäre Behandlung erwägen. Mit anderen Worten: Der Patient sollte in eine Klinik eingewiesen werden. Dann sollte der Patient sofort

→ 1000 mg Lysinacetylsalicylat in Kombination mit
→ 10 mg Metoclopramid

intravenös bekommen.

Anschließend wird eine mit Medikamenten bewirkte Ruhigstellung (Sedierung) eingeleitet. Hierzu kann

→ Levomepromazin 3 x 25 mg per os oder
→ Diazepam 3 x 10 mg

über zwei Tage mit einer allmählichen Dosisreduzierung verabreicht werden.

Als weiterer Schritt kann die zusätzliche Gabe von entzündungshemmenden Medikamenten die Besserung des Status migraenosus beschleunigen. Dazu kann z. B. die Anwendung von Dexamethason (intravenös), zu Beginn 24 mg mit nachfolgenden Einzeldosen von 6 mg in 6-stündigem Abstand für 3 bis 4 Tage, erfolgen.

In Einzelfällen gibt es auch andere Therapiestrategien, die jedoch hier nicht näher ausgeführt werden können.

Ein Status migraenosus ist eine äußerst ernste Komplikation der Migräne. Es sollte in einem solchen Fall daher immer ein Arzt hinzugezogen werden.

Damit es nicht wieder passiert

Nach Abklingen des Status migraenosus ist eine ganz besonders tief gehende Analyse der Migränegeschichte und der bisherigen Behandlung erforderlich. Gewöhnlich zeigen sich dabei eine nicht optimale Migräneprophylaxe und ein falscher Gebrauch von Medikamenten. Meist ist in solchen Fällen leider auch eine stationäre Medikamentenpause und eine medikamentöse Prophylaxe der Kopfschmerzerkrankung notwendig. Zudem muss der Patient eingehend beraten und in der Anwendung nichtmedikamentöser Therapieverfahren unterrichtet werden.

Kopfschmerz bei Medikamentenübergebrauch

Bei zu häufigem Gebrauch von Medikamenten zur Behandlung von Kopfschmerzen kann ein so genannter medikamenteninduzierter Kopfschmerz entstehen. Aus Krankenkassendaten wissen wir, dass sich in Deutschland rund 160 000 Menschen jährlich wegen eines schmerzmittelinduzierten Kopfschmerzes einer stationären Behandlung unterziehen müssen. Schätzungsweise sind in Deutschland rund 1 bis 2 % der Bevölkerung von diesem Problem betroffen – das sind 800 000 bis 1,6 Millionen Menschen.

Es handelt sich dabei um einen diffusen und pulsierenden Dauerkopfschmerz ohne die typischen Begleitsymptome der Migräne. Die zu häufige Einnahme von Schmerz- und Migränemitteln kann obendrein dazu führen, dass die Attackenfrequenz der Migräne zunimmt, die Migräneattacken länger andauern, eine stärkere Intensität aufweisen und weniger

Die richtige Therapie

gut auf Medikamente ansprechen. Der Verdacht, dass die Kopfschmerzbehandlung selbst die Kopfschmerzen auslöst, muss immer dann erwogen werden, wenn

→ Kopfschmerzmedikamente länger als drei Monate an mehr als zehn Tagen pro Monat eingenommen werden,
→ mehr als 15 Kopfschmerztage pro Monat bestehen und
→ eine Kopfschmerzbesserung innerhalb eines Monats nach einer Einnahmepause auftritt.

Risiko »milde« Schmerzmittel

Die wenigsten Menschen kommen auf die Idee, dass ihr Kopfschmerz durch die regelmäßige Einnahme von Kopfschmerzmedikamenten in seiner Häufigkeit, Hartnäckigkeit und Dauer zugenommen haben könnte. Im Gegenteil versuchen die Betroffenen sogar ständig, das eine Medikament zu finden, das all ihre Beschwerden löst. Aus diesem Grund werden sehr häufig die Medikamente gewechselt und neue Substanzen ausprobiert.

Häufig besteht Angst vor wirksamen Medikamenten, in der Annahme, dass das, was gut wirkt, auch stark sein muss. Lieber nehmen manche Patienten sehr häufig ein mäßig wirksames Medikament ein. Sie glauben, wenn es nicht gut hilft, kann es ja auch nicht stark sein und keine gefährlichen Nebenwirkungen verursachen. Das Gegenteil ist jedoch der Fall. Potente Migränemittel wirken wie ein Sicherheitsschlüssel ohne viel Kraft in einem Sicherheitsschloss, sie sind verträglicher als häufig eingenommene so genannte milde Schmerzmittel.

Zunächst glauben viele Patienten nicht, dass ihre Kopfschmerzen durch die Medikamente verursacht werden: Sie haben gelernt, dass das Weglassen mit sicherer Regelmäßigkeit nach ein paar Stunden zu schlimmen Kopfschmerzen und die Einnahme von Kopfschmerzmedikamenten zu einer wenigstens stundenweisen Beseitigung der Schmerzen führt. Manche Patienten aber erahnen den Zusammenhang zwischen ihrem Leid und der Medikamenteneinnahme. Verantwortungsvolle Apotheker, die beim Kauf der Medikamente zu einem Arztbesuch oder zu einer Schmerzmittelreduktion raten, werden gemieden. Um den Schein zu wahren, gehen manche Patienten am Montag in Apotheke A, am Mittwoch in Apotheke B und am Samstag in Apotheke C.

Grund für die kontinuierliche Medikamenteneinnahme ist der Entzugskopfschmerz, der mit dem Nachlassen der Medikamentenwirkung einsetzt. Er wird von Übelkeit, Erbrechen,

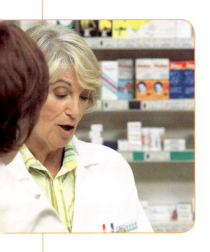

Angst und Unruhe, Kreislaufstörungen, Schwindel und teilweise Fieber begleitet. Die Einnahme von ein bis zwei Tabletten behebt häufig diese Qual – leider nur für die nächsten Stunden – und führt gleichzeitig dazu, dass es von Mal zu Mal schlimmer wird.

Bei 90 % der Patienten ist der Entzugskopfschmerz von mittlerer bis starker Intensität.

Die richtige Therapie

Stationäre Behandlung

Bei einem medikamenteninduzierten Dauerkopfschmerz wird heute eine »Medikamentenpause« durchgeführt, im englischen Sprachraum sehr anschaulich als »drug holiday«, Medikamentenferien, bezeichnet. In der ersten Behandlungsphase klärt man den Patienten ausführlich über die Mechanismen der Kopfschmerzentstehung und die Effekte der Dauereinnahme von Medikamenten auf. Auch wird der Patient natürlich ausführlich über die weitere Behandlung während der Medikamentenpause informiert.

Eine Medikamentenpause muss in der Regel stationär durchgeführt werden, da die so genannten Rebound- oder Umstellungskopfschmerzen während der Medikamentenpause zu Hause meist zu einer erneuten Schmerzmitteleinnahme führen. In spezialisierten Kliniken – wie beispielsweise der Schmerzklinik Kiel – wird die Dauereinnahme der Kopfschmerzmedikamente von einem auf den nächsten Tag abgebrochen. Zur Beseitigung des darauf einsetzenden Umstellungskopfschmerzes erhält der Patient Medikamente, die die verbrauchten Botenstoffe wieder vermehrt zur Verfügung stellen. Dazu wird meist eine 14-tägige Infusionsbehandlung durchgeführt. Begleitend werden dem Patienten in einem intensiven verhaltensmedizinischen Programm Konzepte vermittelt, um seinen Kopfschmerzen nichtmedikamentös vorzubeugen. Darüber hinaus lernt er den angemessenen Umgang mit Kopfschmerzmedikamenten, sodass er anschließend in der Lage ist, Medikamente gezielt und richtig einzusetzen.

Die kritischen Schwellen

Wenn Sie die kritischen Schwellen beachten, können Sie medikamenteninduzierten Kopfschmerzen weitgehend vorbeugen:

→ **Schwelle Nr. 1 – zeitliches Einnahmeverhalten**

Nehmen Sie Kopfschmerzmittel an nicht mehr als zehn Tagen pro Monat ein.

→ **Schwelle Nr. 2 – Kopfschmerzhäufigkeit**

Versorgen Sie sich nicht selbst mit Medikamenten, wenn Sie an mehr als zehn Tagen pro Monat Kopfschmerzen haben. Gehen Sie zum Arzt!

→ **Schwelle Nr. 3 – Analgetikazubereitung und -art**

Nehmen Sie keine Medikamente mit zwei oder mehr Wirkstoffen ein (und keine Opioidanalgetika bei Migräne oder Kopfschmerz vom Spannungstyp). Das Hinzufügen von Substanzen zu den eigentlichen Wirkstoffen des Schmerzmittels (hinzugefügt werden beispielsweise Kodein, Koffein, Ethenzamid, Thiamin, Chinin, Salacetamid u. a.) verstärkt nicht deren Wirksamkeit gegen Kopfschmerzen, erhöht jedoch das Nebenwirkungsrisiko und die Gefahr psychischer Gewöhnung, sodass eine Dosiserhöhung und damit der Dauerkopfschmerz sehr wahrscheinlich wird.

An Patienten, die aufgrund dieser Problematik in der Schmerzklinik Kiel behandelt wurden, zeigte sich, dass der Schmerzmittelentzug umso länger dauert und umso unangenehmer ausfällt, je mehr aktive Bestandteile in einer Kopfschmerztablette enthalten sind.

Die richtige Therapie

Typische Behandlungsfehler

Wenn Sie diesen Ratgeber bis hierher gründlich gelesen haben, kommt Ihnen vielleicht der Gedanke, dass Sie seit langem mit diesem oder jenem Medikament behandelt werden, das Ihnen Ihr Arzt wärmstens empfohlen hat – und doch immer noch unter schweren Migräneattacken leiden. Es gibt eine Vielzahl von Pannen, die in der Therapie von Kopfschmerzen auftreten können – sowohl von Seiten des Arztes als auch der Patienten.

Sie finden im Folgenden eine Liste von möglichen Fehlerquellen. Bitte betrachten Sie diese möglichst ehrlich und vorurteilsfrei. Wenn Sie feststellen, dass Sie selbst Fehler gemacht haben, sollten Sie dies mit Ihrem Arzt besprechen. Wenn Sie bemerken, dass die Schwierigkeiten bei Ihrem Arzt liegen, sollten Sie dies mit ihm besprechen oder sich einen anderen, in der speziellen Schmerztherapie erfahrenen Arzt empfehlen lassen. Halten Sie sich bitte immer vor Augen: Eine Migräne, die sich überhaupt nicht bessern lässt, gibt es so gut wie nicht. Hier nun die häufigsten Fehlerquellen:

→ Es handelt sich um eine andere Form von Kopfschmerzen. Das kann an einer mangelnden Analyse, aber auch an Fehlinformationen, die Sie Ihrem Arzt gegeben haben, liegen.

→ Der Patient ist mangelhaft über mögliche Auslöser aufgeklärt oder er hat zu wenig Informationen aus seiner Selbstbeobachtung beigetragen (Migränekalender).

→ Unrealistische Ziele wurden nicht korrigiert: Ein »Wundermedikament« oder »Wundermethoden«, die alle Migräneprobleme lösen, sind bisher leider nicht bekannt. Ein »Es hat

53

nichts gebracht« deutet auf ein fehlerhaftes Migränekonzept hin: Nicht »es« kann etwas bringen – der Patient selbst muss umfassend zur Besserung beitragen und darf die Behandlung nicht allein dem Arzt überlassen. Dazu gehört auch, den Alltag bewusst so zu gestalten, dass das Auftreten von Migräne möglichst unwahrscheinlich wird.

→ Nicht ausgeschöpfte Möglichkeiten der Migräneprophylaxe: Sie dient der Reduktion von Medikamenten zur Attackenbekämpfung. Werden diese Möglichkeiten nicht ausgeschöpft, wird die Gefahr eines medikamenteninduzierten Dauerkopfschmerzes und anderer Nebenwirkungen erhöht.

→ Mangelnde Reizabschirmung: Patienten sollten sich in eine reizabgeschirmte Situation (dunkler, lärmgeschützter Raum) begeben, sie sollten sich entspannen statt weiterzuarbeiten. Bei Nichtbeachtung ist ein erhöhter Medikamentenbedarf die Folge. Zusätzlich kann sich der Wirkeffekt der Medikamente nicht voll entfalten.

→ Zu späte Einnahme der Medikamente.

→ Falsche Darreichungsform: Die Gabe von Acetylsalicylsäure in Tablettenform z. B. führt zu einer unsicheren Resorption, insbesondere wenn die Tabletten nicht mit ausreichend Flüssigkeit (mindestens 250 Milliliter) eingenommen werden. Deshalb ist die Anwendung als Brauselösung unbedingt vorzuziehen. Ist die Migräne von Erbrechen begleitet, können über den Magen verabreichte Substanzen nur unzureichend aufgenommen werden.

→ Unterdosierung: Die Einnahme von 500 Milligramm Paracetamol oder 500 Milligramm Acetylsalicylsäure reicht zur

Die richtige Therapie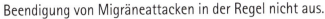

Beendigung von Migräneattacken in der Regel nicht aus.

→ Akute Überdosierung: Die übermäßige Einnahme von Medikamenten kann zu Erbrechen und Übelkeit führen.

→ Chronische Überdosierung: Die Daueranwendung von Medikamenten zur Migränekupierung kann zum medikamenteninduzierten Dauerkopfschmerz führen.

→ Gabe von Kombinationspräparaten oder Einnahme von mehreren Medikamenten: Die kombinierte Einnahme von verschiedenen Substanzen potenziert die Gefahr eines medikamenteninduzierten Dauerkopfschmerzes.

→ Nichtaufklärung über den Einnahmemodus: Die Patienten müssen auf die Gabe von Metoclopramid am Anfang und die eine Viertelstunde später zu erfolgende Einnahme von Schmerzmitteln hingewiesen werden.

→ Einnahme von Sumatriptan via Glaxopen während der Auraphase: Dadurch kann die entstehende Kopfschmerzphase der Migräneattacke nicht verhindert werden.

→ Keine weitere Therapie bei Wiederkehrkopfschmerzen: Je wirksamer ein Medikament in der Migränekupierung ist, umso größer ist die Wahrscheinlichkeit für die Entstehung eines Wiederkehrkopfschmerzes. Bei den Triptanen beträgt diese Wahrscheinlichkeit ca. 30%. Die Patienten müssen auf diese Situation hingewiesen werden und Verhaltensmaßnahmen genannt bekommen.

→ Nichtwirksame Medikamente: Immer noch werden bei der Migräne nicht ausreichend wirksame Substanzen angewandt. Dies gilt insbesondere für die Gabe von Opioiden und anderen psychotropen Substanzen.

Vorbeugen mit Medikamenten

Mit der Einführung der Triptane zur Attackentherapie hat sich der Stellenwert der medikamentösen Migräneprophylaxe verändert. Die große Bedeutung der vorbeugenden medikamentösen Therapie beruhte in der Vergangenheit auf der Tatsache, dass wirksame und ausreichend verträgliche Substanzen zur Attackenkupierung nicht ausreichend vorhanden waren. Primäres Ziel der Prophylaktika war es daher, die Zahl der Migräneattacken zu reduzieren. Die weiterhin auftretenden Migräneattacken mussten mangels effektiver oder verträglicher Akuttherapie dann jedoch meist durchlitten werden. Damit sahen sich die Betroffenen vor die Alternative gestellt, zwischen häufigen und unter Umständen schlecht behandelbaren Migräneattacken ohne medikamentöse Prophylaxe oder möglicherweise selteneren Migräneattacken mit medikamentöser Prophylaxe zu wählen. Die Entscheidung fiel in der Regel zugunsten der medikamentösen Prophylaxe aus. Als geringeres Übel mussten die Patienten dann die Nebenwirkungen hinnehmen – sofern nur die gewünschte Wirkung zu erreichen war.

Viele der heute noch empfohlenen Substanzen zur Prophylaxe der Migräne stammen aus dieser Zeit. Dazu zählen u. a. Methysergid (Nebenwirkungen: Bindegewebsverwachsungen) oder Flunarizin (Nebenwirkungen: Depressionen, deutliche Gewichtszunahme, Zittern). Das Ziel einer Verbesserung der Lebensqualität war letztlich häufig nur bedingt zu erreichen.

Die richtige Therapie

Heute haben sich die Bedürfnisse der Patienten grundlegend verändert. Steht einem Migränepatienten eine verträgliche und effektive Akutmedikation zur Verfügung, wird er eine vorbeugende Behandlung – die mit einer relativ hohen Wahrscheinlichkeit mit Nebenwirkungen einhergeht und deren Wirkung auch noch unsicher ist – eher ablehnen. Dies gilt insbesondere, wenn man sich das übliche Wirksamkeitskriterium für die medikamentöse Vorbeugung vor Augen hält, das lediglich eine 50-prozentige Abnahme der Attackenzahl fordert. Eine Reduktion der Einnahmehäufigkeit eines wirksamen Triptans von sechs Tagen auf drei Tage im Monat bei einer Verschlechterung des Allgemeinbefindens an den übrigen 27 Tagen im Monat sehen Patientinnen und Patienten erfahrungsgemäß und verständlicherweise nicht als erstrebenswerten Erfolg an.

Entscheidung für die medikamentöse Vorbeugung

Trotz der heute hocheffektiven medikamentösen Attackentherapie gibt es eine Reihe von Gründen für die medikamentöse Vorbeugung. Zum einen gibt es auch weiterhin Patienten, die vom Fortschritt der Triptane nicht profitieren können, weil bei ihnen entweder Gegenanzeichen für die Einnahme vorliegen (z. B. eine koronare Herzkrankheit) oder sie zu der Minderheit von Patienten gehören, bei denen Triptane nicht wirksam oder nicht verträglich sind. Zum anderen – und dies ist ein entscheidendes Argument für die Migräneprophylaxe – besteht auch beim Einsatz von Triptanen das Risiko der Entstehung von medikamenteninduzierten Kopfschmerzen.

Die Migränetage reduzieren!

Als wichtigste Grundregel in der Migräneakuttherapie gilt, dass die Einnahme von Kopfschmerzakutmedikation (Triptane wie Schmerzmittel) maximal an zehn Tagen pro Monat erfolgen sollte. Mit anderen Worten: An 20 Tagen pro Monat sollte keine Migräneakutmedikation angewendet werden.

Bestehen Migränebeschwerden an einem 11., 12. oder 13. Tag im Monat, muss der Patient diese Beschwerden ohne Akutmedikation durchstehen, will er nicht das Risiko der Entstehung von medikamenteninduzierten Kopfschmerzen eingehen. Folglich liegt das primäre Ziel der medikamentösen Migräneprophylaxe heute in der Reduktion der Tage, an denen Migränebeschwerden auftreten, und damit die Einnahmehäufigkeit von Akutmedikamenten zu senken. Denn das übergeordnete Ziel muss es sein, die Entstehung von medikamenteninduzierten Kopfschmerzen zu verhindern. Damit ist für die Entscheidung zur Migräneprophylaxe weniger die Häufigkeit der Migräneattacken bedeutsam als vielmehr die Zahl von Migränetagen im Monat.

Eine medikamentöse Migräneprophylaxe ist notwendigerweise eine Dauertherapie. Aus Sicht des Migränepatienten ist sie nur akzeptabel bei guter Wirksamkeit und gleichzeitig guter Verträglichkeit. Auch ist eine Unbedenklichkeit im Langzeiteinsatz Grundvoraussetzung. Hieraus leiten sich allgemeine Regeln für das Erreichen dieser Ziele ab.

Die richtige Therapie

Die medikamentöse Migräneprophylaxe ist ein spezifisches Verfahren zur Behandlung der Migräne – nicht von häufigen Kopfschmerzen. Insbesondere medikamenteninduzierte Kopfschmerzen bleiben praktisch unbeeinflusst. Hier ist die Medikamentenpause (drug holiday; siehe Seite 51) Therapie der ersten Wahl. Abgesehen von wenigen Ausnahmen sind die eingesetzten Substanzen auch bei chronischem Kopfschmerz vom Spannungstyp oder Clusterkopfschmerz ineffektiv. Eine medikamentöse Prophylaxe hat damit tatsächlich auch nur bei Migräne Erfolgsaussichten.

Die Dosis muss stimmen

Neben der Auswahl der Substanz hängt die Effektivität einer medikamentösen Migräneprophylaxe entscheidend von der eingesetzten Dosis ab. Häufigster Grund für das Scheitern einer Prophylaxe ist eine zu geringe Dosierung.

Migräneprophylaktika wirken keinesfalls sofort: Meist vergehen zwei bis acht Wochen, bis es zu einer Abnahme der Migränehäufigkeit kommt. Die Beurteilung der Effektivität sollte daher erst nach acht bis zwölf Wochen erfolgen.

Es gibt praktisch keine Untersuchungen darüber, wie lange eine Migräneprophylaxe fortgeführt werden sollte. Eine kurze Einnahme über wenige Wochen führt jedoch in der Regel zu keiner anhaltenden Wirkung. Empfohlen werden Zeiträume von sechs bis neun Monaten.

Die Migräneprophylaxe führt meist nicht zu einer kompletten Migränefreiheit – lediglich die Pausen zwischen den Attacken werden länger. Hierüber muss der Patient aufgeklärt sein, damit er nicht bei Auftreten der nächsten Attacke die Prophylaxe abbricht.

Langsam die Dosis steigern

Während bei einigen Migräneprophylaktika die Zieldosis sofort eingesetzt werden kann, ist bei den meisten Substanzen eine vorsichtige und langsame Erhöhung der Dosis erforderlich, um die Nebenwirkungen zu minimieren. Die Geschwindigkeit der Aufdosierung sollte dabei individuell angepasst erfolgen. Für Betarezeptorenblocker, trizyklische Antidepressiva oder auch Valproinsäure sollten mehrere Wochen für die Aufdosierung vorgesehen werden. Bei einigen Medikamenten ist die Migränevorbeugung im Beipackzettel nicht aufgeführt; trotzdem kann deren Wirksamkeit durch aktuelle Studien bekannt sein.

Nebenwirkungen beachten

In der Migräneprophylaxe kommen auch Substanzen zum Einsatz, die trotz Einhaltens aller Anwendungsvorschriften potenziell bleibende Gesundheitsschäden hervorrufen können. Da es sich bei Migräne um eine Erkrankung handelt, die mit Ausnahme des seltenen migränösen Infarkts selbst zu keiner Organschädigung führt, ist eine solche Komplikation durch eine medikamentöse Behandlung letztlich nicht akzeptabel. Methysergid kann zu irreversiblen Bindegewebsverwachsungen führen; Valproinsäure kann eine schwere Leberschädigung verursachen. Der Einsatz dieser Substanzen muss daher trotz guter Wirksamkeit wohl überlegt sein und sollte

Die richtige Therapie

immer als letzte Möglichkeit in Erwägung gezogen werden. Substanzen, deren Dauereinnahme zur Entstehung von medikamenteninduzierten Dauerkopfschmerzen führen kann, sind grundsätzlich nicht für eine Migräneprophylaxe geeignet. Hierzu zählen Schmerzmittel ebenso wie Ergotalkaloide – auch wenn bei deren Einsatz vorübergehend die Migränehäufigkeit zunächst abnehmen kann. Bei diesen Substanzklassen besteht zusätzlich das Risiko der Entstehung einer Nierenschädigung bzw. eines Ergotismus.

Auswahl der vorbeugenden Medikamente

Die Therapieempfehlungen für die Behandlung der akuten Migräneattacke unterscheiden sich international nur wenig. Kontrollierte Studien zur Überprüfung der Wirksamkeit und Verträglichkeit von Akuttherapeutika sind verhältnismäßig einfach durchzuführen, und die Ergebnisse sind problemlos von Land zu Land übertragbar. Entscheidend für die Uniformität der Empfehlungen ist auch, dass in der Akuttherapie unbestritten hochwirksame Substanzen zur Verfügung stehen. Damit können eindeutige, »harte« Effektivitätsparameter wie z. B. Schmerzfreiheit innerhalb von zwei Stunden zum Wirksamkeitsvergleich in Studien gewählt werden.

Bei der medikamentösen Vorbeugung ist die Sachlage weniger eindeutig. Bisher steht keine Substanz zur Verfügung, die zuverlässig das Auftreten von Migräneattacken verhindern kann. Die Wirksamkeitsparameter tragen dieser Tatsache Rechnung. Der gebräuchlichste Parameter ist daher nicht – wie nahe liegend – das Erreichen von Attackenfreiheit, sondern lediglich eine Attackenreduktion um 50 %. Auch dieser Zielwert wird bei den effektivsten Substanzen im optimalen Fall bei nur ca. 60 % der Patienten erreicht. Kontrollierte Studien in der Migräneprophylaxe sind komplex. Es sind zum einen zwangsläufig Langzeitstudien. Sie sind sowohl für den Patienten, der kontinuierlich Tagebuch führen muss, als auch für den Untersucher aufwändig. Aufgrund der meist eher schlechten Wirksamkeit sind Studienabbrüche häufig und ausreichende Fallzahlen schwer zu erreichen.

Ein besonderes Problem stellt der wissenschaftlich unumgängliche Einsatz von Plazebos zu Vergleichszwecken dar. Bei einem Plazebo handelt es sich um ein identisch aussehendes Medikament ohne wirksamen Inhaltsstoff. In einer plazebokontrollierten Studie zur Prüfung eines Medikaments zur Attackenbehandlung kann der Patient bei fehlender Wirksamkeit nach kurzer Zeit auf ein Ersatzmedikament ausweichen. Die mögliche Einnahme eines Plazebos wird daher von den Patienten meist toleriert, zumal sich die Studie in der überwiegenden Zahl der Fälle nur auf eine bis maximal drei Migräneattacken bezieht. Die Teilnahme an einer plazebokontrollierten Prophylaxestudie hingegen bedeutet für einen Teil der Patienten die Einnahme eines Plazebos über Monate, ohne dass sie die Möglichkeit hätten, auf ein wirksameres vorbeugendes Medikament umzusteigen. Hierzu sind Patienten nur bedingt bereit. Die Folge sind Studien mit geringen Fallzahlen und damit auch geringer Aussagekraft. Gerade für Vergleichsstudien zwischen verschiedenen Prophylaktika, die sich in ihrer Effektivität weniger voneinander unterscheiden

Die richtige Therapie

als vom Plazebo, wären jedoch größere Fallzahlen wichtig. Auch sind durch die Auswahl der Patienten bedingt Selektionsfehler kaum zu vermeiden. In plazebokontrollierten Studien mit potenziell nebenwirkungsträchtigen, aber auch potenziell effektiven Substanzen finden sich überproportional viele Patienten mit überdurchschnittlich häufigen, schweren und langen Attacken. Herkömmliche Prophylaktika waren im Vorfeld bereits nicht ausreichend wirksam – kurz, es handelt sich um die so genannten Problempatienten in spezialisierten Kopfschmerzbehandlungszentren. Die Studienergebnisse der Substanzen werden in diesem Fall schlechter ausfallen, als wenn der durchschnittliche Patient behandelt worden wäre. Im Gegensatz dazu werden voraussichtlich gut

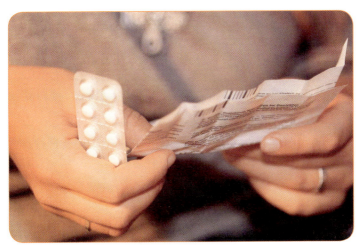

Eine medikamentöse Migräneprophylaxe ist notwendigerweise eine Dauertherapie.

Therapieempfehlungen

Substanzen der 1. Wahl

Deutsche Migräne- und Kopfschmerzgesellschaft	Quality Standards Subcommittee der American Academy of Neurology (Ausz.)
Metoprolol	Amitriptylin
Propanolol	Valproinsäure
Flunarizin	Propanolol
Valproinsäure	Timolol
Topiramat	Fluoxetin (Racemat)
	Gabapentin

Substanzen der 2. Wahl

Deutsche Migräne- und Kopfschmerzgesellschaft	Quality Standards Subcommittee der American Academy of Neurology (Ausz.)
Naproxen	Atenolol
Acetylsalicylsäure	Metoprolol
Lisurid	Nadolol
Pizotifen	Nimodipine / Verapamil
Dihydroergotamin	Acetylsalicylsäure
Magnesium	Naproxen + andere NSAR
Cyclandelat	Magnesium
	Vitamin B2
	Tanacetum parthenium
	Doxepin / Imipramin / Nortriptylin
	Paroxetin / Sertralin / Venlafaxin / Fluvoxamin
	Ibuprofen
	Diltiazem
	Tiagabin
	Topiramat

Substanzen der 3. Wahl

Deutsche Migräne- und Kopfschmerzgesellschaft	Quality Standards Subcommittee der American Academy of Neurology (Ausz.)
Keine	Methysergid

Die richtige Therapie

verträgliche, potenziell jedoch eher weniger wirksame Medikamente (insbesondere auch pflanzliche Präparate) häufig außerhalb der spezialisierten Zentren an Patienten getestet, die in geringerem Maß von Migräne betroffen sind, was Häufigkeit und Intensität der Attacken angeht. Hier fallen die Studienergebnisse dann relativ gesehen zu gut aus. Die Folge dieser Selektionsfehler ist, dass auf dem Papier letztlich alle Prophylaktika im Plazebovergleich ungefähr gleich wirksam sind. Erst in der Praxis zeigen sich die wahren Effektivitätsunterschiede. Zu vermeiden wäre dies letztlich nur durch Vergleichsstudien der verschiedenen Prophylaktika untereinander – Studien, die aus den oben angesprochenen Gründen meist fehlen. Ein Vergleich der verschiedenen Migräneprophylaktika ist damit gezwungenermaßen sehr subjektiv, womit die Unterschiede auch in offiziellen Therapieempfehlungen verschiedener Fachgesellschaften zu erklären sind.
In der Liste auf Seite 64 exemplarisch die Therapieempfehlungen der Deutschen Migräne- und Kopfschmerzgesellschaft aus dem Jahr 2000 und des Quality Standards Subcommittee der American Academy of Neurology aus dem Jahr 2000.

Mehrere Fliegen mit einer Klappe schlagen

Die individuelle Auswahl eines Medikaments zur Migräneprophylaxe sollte nicht nach einem vorgegebenen Stufenschema vorgenommen werden. Vielmehr sollte sich die Auswahl an den individuellen Bedürfnissen der Patienten orientieren. Was für den einen gut ist, muss für den anderen noch lange nicht passend sein.

Die Liste auf der nächsten Seite zeigt individuelle Besonderheiten der Migräneerkrankung und die damit zusammenhängende gezielte Auswahl von Wirkstoffen zur Vorbeugung. Diese orientiert sich dabei entweder an der individuellen Symptomkonstellation oder an den bestehenden Begleiterkrankungen.

Weitere Möglichkeiten

Der Bedarf nach wirksamen und doch gut verträglichen Substanzen zur medikamentösen Migräneprophylaxe ist nach wie vor aktuell. Pflanzliche Wirkstoffe sind dabei für Patienten naturgemäß besonders attraktiv. Doch müssen sich auch diese Substanzen einem Wirkungs- und Verträglichkeitsnachweis in kontrollierten Studien unterziehen. Mutterkraut, Tanacetum parthenium, englisch Feverfew, und Petasites spissum, die Pestwurz, sind pflanzliche Migräneprophylaktika. Für Mutterkraut konnte eine Wirkung in mehreren Studien nicht belegt werden. Dagegen konnte nach früheren kleineren Studien auch in einer aktuellen großen internationalen Studie die Wirksamkeit eines Spezialextrakts von Pestwurz (Petadolex) in der Migräneprophylaxe bei insgesamt 202 Patienten bestätigt werden.

Hoch dosiertes Vitamin B2 zeigte sich 1998 in einer kontrollierten Studie einem Plazebo deutlich überlegen. Die Ergebnisse wurden bislang nicht bestätigt. Die eingesetzte Dosis des Vitamins B2 lag mit 400 Milligramm pro Tag dabei um ein Vielfaches über dem Wirkstoffgehalt der in Deutschland erhältlichen Präparate, die meist 10 Milligramm Wirkstoff

Die richtige Therapie

Medikamentenauswahl und Begleitmerkmale

Positiv

Begleitmerkmale	Bevorzugte Auswahl
Migräne + Bluthochdruck	Beta-Blocker
Migräne + Herzgefäßerkrankung	Kalzium-Antagonisten
Migräne + Stress	Beta-Blocker, Antidepressiva
Migräne + Depression	Antidepressiva
Migräne + Schlaflosigkeit	Antidepressiva
Migräne + Untergewicht	Antidepressiva, Pizotifen
Migräne + Übergewicht	Topiramat, Lisinopril
Migräne + Epilepsie	Valproinsäure
Migräne + Manie	Valproinsäure
Migräne + Überempfindlichkeit für Nebenwirkungen	Pestwurz
Migräne + Schlaganfall	Acetylsalicylsäure
Migräne + Wadenkrämpfe	Magnesium
Migräne + craniocervikale Dystonie	Botulinumtoxin

Negativ

Begleitmerkmale	Nicht auswählen
Migräne + Epilepsie	Antidepressiva
Migräne + Depression	Beta-Blocker
Migräne + hohes Alter/Herzerkrankungen	Antidepressiva
Migräne + Übergewicht	Antidepressiva, Pizotifen
Migräne + Asthma	Beta-Blocker, Topiramat
Migräne + hohe sportliche Aktivität	Beta-Blocker
Migräne + hohe Konzentration und Denkleistung	Antidepressiva, Beta-Blocker
Migräne + Leberstörung	Valproinsäure

pro Tablette enthalten. Vitamin B2 kann direkt in der Apotheke als Pulver (Riboflavin) bezogen werden; man nimmt dann zweimal täglich eine Messerspitze ein.

Eine kontrollierte Studie zum Einsatz des Blutdruckmedikaments Lisinopril bei Migräne wurde im Jahr 2001 durchgeführt. Bei einer Dosierung von 20 Milligramm kam es im Vergleich zum Plazebo zu einer bedeutsamen Abnahme der Kopfschmerzstundenzahl, der Tage mit Migräne und der Kopfschmerzintensität. Als Nebenwirkungen wurden die substanzklassentypischen Erscheinungen beschrieben (Husten, Schwindel), die jedoch nur bei sehr wenigen Patienten zum Studienabbruch führten. Zahlreiche von Betarezeptorenblockern bekannte Nebenwirkungen wie sexuelle Funktionsstörungen treten bei Lisinopril nicht auf. Auch Asthma bronchiale zusätzlich zu Erregungsleitungsstörungen des Herzes sind hier keine Anwendungsbeschränkungen.

In den vergangenen Jahren wurden mehrere kontrollierte Studien zur prophylaktischen Wirksamkeit von Botulinumtoxin A bei Migräne veröffentlicht. Die Autorengruppe um den amerikanischen Neurologen Silberstein konnte eine bedeutsame Abnahme der Häufigkeit von Migräneattacken, eine Abnahme der durchschnittlichen Schmerzintensität, eine Abnahme der Tage mit Erbrechen sowie eine Abnahme der Tage mit Akutmedikation zeigen. Weitere Untersuchungen kamen zu ähnlichen Ergebnissen. Signifikante Nebenwirkungen wurden nicht beschrieben, und die Wirkung hielt nach einmaliger Injektion über drei Monate an. Zur Wirksamkeit von Botulinumtoxin A bei Migräne werden derzeit weltweit

Die richtige Therapie

große Studien durchgeführt. Zusätzlich liegen bereits zahlreiche kleinere Studien vor, die eine Wirksamkeit zeigen.
Entsprechend der Anwendung von Naproxen 2 x 500 Milligramm wurde im Jahr 2001 in einer plazebokontrollierten Studie die prophylaktische Wirkung von Naratriptan 2 x 1 Milligramm bzw. 2 x 2,5 Milligramm zur Kurzzeitprophylaxe der menstruellen Migräneattacke untersucht. Die Einnahme erfolgte während vier Menstruationszyklen jeweils über fünf Tage, beginnend zwei Tage vor dem erwarteten Einsetzen der Menstruation. Die Behandlungsgruppe, die 2 x 1 Milligramm Naratriptan erhielt, wies signifikant weniger menstruelle Migränetage und Migräneattacken auf, während sich Dauer und Intensität der dennoch auftretenden Migräneattacken nicht von anderen Behandlungsgruppen unterschieden. Die Verträglichkeit des Naratriptans entsprach dabei einem Plazebo. Bei der Wahl von Naratriptan muss aber die Gefahr der Entstehung von medikamenteninduzierten Kopfschmerzen bei zu häufiger Einnahme berücksichtigt werden.

Menstruation und Migräne

Aufgrund des zeitlichen Zusammenhangs mit der Menstruation lag es nahe, hormonelle Therapieverfahren einzusetzen. Doch es zeigte sich, dass weder Hormonpflaster noch Östrogene in Tablettenform die Attacken verhindern konnten. Einzig der Einsatz von Östrogen in Form eines auf die Haut auftragbaren Gels hat sich in plazebokontrollierten Doppelblindstudien als wirksam erwiesen. Das Gel wird zwei Tage vor der erwarteten Migräneattacke aufgetragen und in den nächsten sieben Tagen weiter angewendet. Durch diese einfache Maßnahme kann bei den betroffenen Patientinnen mit großer Zuverlässigkeit die Auslösung der Migräneattacke verhindert werden.

Voraussetzung dafür ist natürlich, dass tatsächlich dieser enge, ausschließliche Zusammenhang zwischen dem Hormonspiegelabfall und der Migräneattacke besteht. Dies ist allerdings nur relativ selten der Fall. In allen anderen Fällen gilt für die Therapie der menstruellen Migräne das, was für die Behandlung der Migräne bereits in den vorigen Kapiteln erläutert wurde.

Schwangerschaft und Migräne

Die Migräne ist von besonderer Bedeutung für eine mögliche oder bestehende Schwangerschaft. Zum einen ergibt sich die Frage, wie eine Migräne während der Schwangerschaft zu behandeln ist, insbesondere welche Medikamente angezeigt sind. Zum anderen sorgen sich betroffene Patientinnen, ob die Schwangerschaft durch die Migräneerkrankung bedroht wird. Schließlich ist von Bedeutung, welche Auswirkungen die Schwangerschaft auf den Verlauf der Migräneattacke haben kann.

Es gibt kaum eine bessere prophylaktische Maßnahme für Migräneattacken als die Schwangerschaft. Aus Studien ist bekannt, dass bei fast 70 % der betroffenen Patientinnen eine deutliche Verbesserung oder sogar ein völliges Ausbleiben der Migräne während der Schwangerschaft zu beobachten ist. Dieser Effekt zeigt sich insbesondere in den letzten zwei Drit-

Die richtige Therapie

teln der Schwangerschaft. Generell gilt, dass eine medikamentöse Therapie während der Schwangerschaft – wenn irgend möglich – zu vermeiden ist. Ganz besonders gilt dies natürlich für prophylaktische Maßnahmen, bei denen täglich Medikamente eingenommen werden müssen. Diese Medikamente (Betarezeptorenblocker, Flunarizin und die Serotoninantagonisten) dürfen während der Schwangerschaft grundsätzlich nicht genommen werden. Dies ist von großer Bedeutung, wenn eine Schwangerschaft geplant oder auch nur möglich ist. Da gerade junge Frauen solche Medikamente bei schweren Migräneverläufen einsetzen, muss der Arzt sie auf die Notwendigkeit einer sicheren Verhütung hinweisen. Zur Vorbeugung von Migräneattacken empfehlen sich entsprechend – wie sonst auch – in erster Linie Verhaltensmaßnahmen wie Entspannungsübungen und das Meiden der Auslöser.

Bei extrem schweren Migräneverläufen während der Schwangerschaft – insbesondere bei der Migräne mit Aura – sollte man Magnesium zur Vorbeugung versuchen. Der Effekt von Magnesium auf den Migräneverlauf war in klinischen Studien zwar insgesamt gering, in Einzelfällen jedoch außerordentlich eindrucksvoll.

Zur Therapie des arteriellen Bluthochdrucks während der Schwangerschaft verschreibt der Arzt im Allgemeinen Propranolol – also ein Mittel, das auch erfolgreich zur Migräneprophylaxe verwendet wird. Dabei haben sich keine fruchtschädigenden Wirkungen ergeben. Dennoch sollte man Propranolol während der Schwangerschaft zur Migräneprophylaxe nur sehr zurückhaltend einsetzen und lediglich als letzte Möglichkeit erwägen.

Es gibt nur sehr wenig Literatur zur Wirksamkeit und Verträglichkeit von Medikamenten in der Therapie der Migräneattacke während der Schwangerschaft, in Hinblick auf die Geburt und beim Stillen. Bevorzugt sollte man zur Akutbehandlung von Migräneattacken während der Schwangerschaft Metoclopramid 20 Milligramm und Paracetamol 1000 Milligramm einnehmen.

Therapien von A bis Z

Bevor Therapieverfahren in der Wissenschaft guten Gewissens empfohlen werden können, müssen die Methoden ihre Wirksamkeit und ihre Verträglichkeit in strengen Prüfungen unter Beweis stellen – aus mehreren Gründen:

→ Patienten haben von unwirksamen Methoden keinerlei Nutzen.

→ Patienten können durch eventuelle Nebenwirkungen Schaden nehmen.

→ Die Versichertengemeinschaft muss für nutzlose Therapieverfahren zahlen.

Unkonventionelle medizinische Richtungen beinhalten diagnostische und therapeutische Methoden, deren Wirksamkeit und Verträglichkeit noch nicht mit der erforderlichen Sorgfalt und Qualität untersucht worden sind. Dies bedeutet nicht zwangsläufig, dass sie unwirksam sein müssen. Viele der

Die richtige Therapie

heute etablierten konventionellen Therapieverfahren waren einmal unkonventionell. Der Saft der Saalweide z. B., in dem der Wirkstoff von Aspirin enthalten ist, ist dafür ein gutes Beispiel. Allerdings kann man den Therapieeffekt von unkonventionellen Verfahren nicht kalkulieren, weil angemessene wissenschaftliche Studien fehlen. Zweifelsfrei wäre für die unkonventionellen Methoden überhaupt kein Platz, wenn die konventionellen Verfahren ausreichend für alle Menschen wirksam wären. Man sollte sich dem Thema also relativ vorurteilsfrei stellen.

Akupressur

Bei dieser Methode drücken oder massieren die Patienten selbst mit Daumen oder Zeigefinger bestimmte Punkte am Körper, die mit dem Meridiansystem der Akupunktur (siehe unten) in Verbindung stehen. Zudem sind Entspannung und Ruhe einzuhalten. Wissenschaftliche, kontrollierte Studien zur Wirksamkeit bei Migräne gibt es nicht, sodass man hier nicht von einer Wirkung ausgehen kann.

Akupunktur

Die Akupunktur ist ein etwa 4000 Jahre altes chinesisches Verfahren, das bei allen möglichen Krankheiten und Beschwerden wirksam sein soll. Doch die »Akupunktur« an sich gibt es nicht. Es kommen vielmehr eine ganze Reihe unterschiedlicher Verfahren zum Einsatz: Körperakupunktur, Ohrakupunktur, Auriculotherapie, Moxibustion, Akupunkturinjektionen, Nadelakupunktur mit elektrischer Stimulation,

Elektroakupunktur, Laserakupunktur u.a. Bei der klassischen chinesischen Akupunktur werden in bestimmte Hautpunkte Nadeln aus Stahl, Gold oder Silber eingestochen. Die Punkte werden auf Linien lokalisiert, die den gesamten Körper überziehen und von den Chinesen jing luo genannt werden, übersetzt etwa »netzartig verbindende Gefäß-Nerven-Systeme«. Westliche Ärzte nennen diese Linien in Anlehnung an das Längen- und Breitengradsystem der Erde Meridiane. Nach der traditionellen Lehre soll in diesen Linien die Lebensenergie (Qi) fließen. Durch das Einstechen der Akupunkturnadeln soll der gestörte Energiefluss reguliert werden. Heute versucht man, die Wirkung der Akupunktur mit modernen Konzepten zur Schmerzwahrnehmung zu erklären. So wird vermutet, dass durch das Einstechen der Akupunkturnadeln körpereigene Schmerzabwehrsysteme stimuliert werden.

Studien zur Bewertung der Akupunktur sind durch große methodische Probleme belastet. Und leider ist das Ergebnis dieser Studien sehr widersprüchlich. Ein bedeutsamer Therapieeffekt kann nicht nachgewiesen werden.

Sicher ist jedoch, dass die Migränehäufigkeit oft in der ersten Zeit einer Akupunkturbehandlung abnimmt. Hierin unterscheidet sich die Akupunktur jedoch nicht von einer Behandlung mit einem wirkstofffreien Plazebo. Berücksichtigt man diese Studienergebnisse, muss man leider feststellen, dass nach derzeitigem Wissen die verschiedenen Akupunkturbehandlungen allenfalls kurzfristige und mäßige Therapieeffekte zeigen. Da Akupunktur eine einfache und nebenwirkungsarme Methode ist, sollte sie möglichst bald von allen

Die richtige Therapie

Mythen und Ideologien befreit werden. Eine vorurteilsfreie Bewertung der Verfahren in wissenschaftlichen Untersuchungen könnte dann den wahren Stellenwert nachvollziehbar machen.

Chiropraktik, Osteopathie

Chiropraktische Methoden versuchen u. a., die Stellung der Wirbelgelenke in der Halswirbelsäule gegeneinander zu korrigieren. Obwohl es sehr viele Untersuchungen zur Wirksamkeit von chiropraktischen Methoden in der Behandlung von Kopfschmerzerkrankungen gibt, werden diese fast ausnahmslos wegen erheblicher methodischer Mängel nicht anerkannt. In einer methodisch gut kontrollierten Studie fand sich kein Unterschied zwischen einer chiropraktischen Behandlung, leichten Halswirbelsäulen-Bewegungsübungen und einer Massagebehandlung. In selten Fällen kann zudem durch chiropraktische Manipulation ein Schlaganfall ausgelöst werden. Es scheint also kein Grund zu bestehen, dieses Risiko bei mangelnder Wirksamkeit einzugehen.

Osteopathen versuchen, mit den Händen Bewegungseinschränkungen von Körperstrukturen zu lösen, die man für Funktionsstörungen verantwortlich macht. Dadurch soll dem Körper geholfen werden, diese Störungen zu beheben. Nachvollziehbare Wirkungsnachweise dazu liegen nicht vor.

Eine Beeinflussung des Migräneverlaufs sollte nicht erwartet werden. Der Therapieansatz ist wissenschaftlich nicht fundiert. Die Fokussierung darauf hält von einer rationalen Therapie ab.

75

Diäten

Eine naturgemäße, ausgeglichene Ernährung ist zweifelsfrei gesünder als denaturierte Industrienahrung und eine einseitige Ernährung. Die Abstinenz von Genussgiften ist ebenfalls ein wichtiger Aspekt einer gesunden Lebensweise. Es wurden spezielle Diätprogramme entwickelt, wie z.B. die Evers-Diät, F.X.Mayer-Diät und andere Verfahren. Sieht man von der Vermeidung von speziellen Auslösefaktoren ab, ist ein spezifischer Effekt von speziellen Diäten in der Therapie von Kopfschmerzen durch kontrollierte wissenschaftliche Studien bisher jedoch nicht nachgewiesen.

Elektrostimulation

Die Stimulation des Nackens oder anderer Körperteile mit elektrischem Strom wird bei Kopfschmerzen schon seit über 100 Jahren eingesetzt. Heute werden Strombehandlungen in Form von »transkutaner elektrischer Nervenstimulation« (TENS) oder »punktueller transkutaner elektrischer Nervenstimulation« (PuTENS) angeboten. Beide Verfahren verwenden Hautelektroden, über die der Strom durch die Haut (= transkutan) Nerven stimulieren kann.

Die beiden Methoden unterscheiden sich in der Art der Elektroden: Es werden entweder großflächige Elektroden oder punktuelle Elektroden eingesetzt. Von Geräteanbietern werden die Verfahren zur Vorbeugung von Migräneattacken empfohlen. Wissenschaftliche Studienergebnisse zeigen, dass sich nur bei einigen Patienten zeitweise eine Besserung erzielen lässt.

Die richtige Therapie

Fokalsanierung

Chronische Infekte, insbesondere im Bereich der Zähne, sollen zur Entstehung von chronischen Erkrankungen führen. Durch eine Beseitigung des Krankheitsherds (= Fokus) soll die Erkrankung verschwinden. Therapeutisch werden deshalb kranke Zähne saniert, manchmal auch das gesamte Gebiss entfernt. Eine Wirksamkeit in der Therapie von Kopfschmerzen durch kontrollierte wissenschaftliche Studien ist bisher ungeklärt.

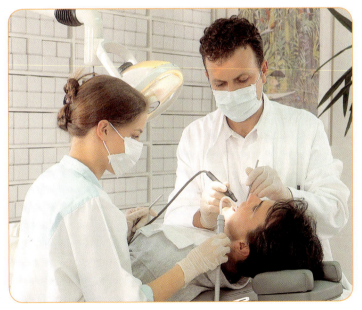

Der Zahnarzt ist ein wichtiger Partner in der Behandlung von Kopfschmerzen. Werden sie auf Zahnerkrankungen zurückgeführt, muss immer ein Neurologe hinzugezogen werden.

Hypnose

Die Hypnose ist eine vertiefte Entspannungsmethode. Für einige Anwendungsgebiete ist ihre Wirksamkeit zweifelsfrei belegt. Bis heute gibt es jedoch keine Studie, die belegt, dass diese Methode bei Kopfschmerzen effektiv ist.

Kältetherapie

Die Anwendung von Kälte bei Kopfschmerzen, die so genannte Cryotherapie, ist ein altes Verfahren. Man legt kalte Umschläge um die Schläfen, Eisbeutel oder trägt spezielle Kühlgels auf. Der angenommene Wirkmechanismus: Die Blutgefäße ziehen sich durch den Kälteeffekt zusammen. Einige Studien zeigen, dass diese Methoden bei leichten Kopfschmerzen einen angenehmen Effekt haben können, aber als eigenständiges Therapieverfahren nicht ausreichen.

Kneipptherapie

Wassertreten, Wechselbäder, Knie-, Schenkel-, Arm- und Gesichtsgüsse werden bei Kopfschmerzen empfohlen. Studien, die wissenschaftlichen Kriterien genügen, stehen aus. Da die Kneipptherapie jedoch auch einen ausgeglichenen Lebensstil propagiert –, wäre eine prophylaktische Wirkung aufgrund dieser Aspekte möglich.

Magnetfeldtherapie

Magnetfelder verschiedener Stärke wurden gegen Kopfschmerzen eingesetzt. Studien, die eine Wirksamkeit bei Kopfschmerzen belegen, sind nicht bekannt.

Die richtige Therapie

Neuraltherapie

Die Neuraltherapie versucht u. a., Störfelder durch Injektionen von Lokalanästhetika zu beheben. Diese Therapieform wird für verschiedenste Erkrankungen eingesetzt. Ein Effekt in der Therapie von Kopfschmerzen durch kontrollierte wissenschaftliche Studien ist ungeklärt.

Psychophonie

Unter dem Kunstwort »Psychophonie« wird mit dem Slogan »Hör dich gesund« für ein Therapieverfahren geworben, das neben einer Vielzahl von Erkrankungen – z. B. Schlafstörungen, Depression usw. – auch gegen Migräne wirksam sein soll. Das Verfahren besteht aus mehreren Schritten. Zunächst wird ein Elektroenzephalogramm (Hirnstrommessung; EEG) abgeleitet, das in einen Computer eingelesen wird. Von Bedeutung soll sein, dass dieses EEG außerhalb der Zeitphase einer Migräneattacke abgeleitet wird. Die elektrischen Ströme werden durch den Computer in hörbare Klänge umgewandelt. Der Patient erhält dann eine Tonbandkassette mit dieser »Musik«. Diese Kassette soll regelmäßig angehört werden. Ziel ist, das Gehirnerregungsmuster hörbar zu machen, um eine Entspannung für das Gehirn zu ermöglichen.

Das Verfahren ist bisher nicht ausreichend wissenschaftlich geprüft. Es handelt sich auch nicht um ein Biofeedbackverfahren, da die aktuelle EEG-Aktivität nicht zurückgemeldet und aktiv beeinflusst werden kann, sondern vielmehr um die Darbietung eines immer wieder gleichen Tonstücks, das bestenfalls eine unspezifische Entspannung ermöglicht.

Sauna

Saunabesuche können maßgeblich die Befindlichkeit verbessern. Bei einigen Menschen sind sie jedoch auch Auslöser von Migräneattacken. Kontrollierte Studien zur Wirksamkeit bei Kopfschmerzen sind nicht bekannt. Denkbar wäre jedoch, dass die ausgleichende Wirkung des Saunierens auf das vegetative Nervensystem eine positive Rolle in der Prophylaxe spielen könnte. Hier gilt: Das Wohlbefinden des Patienten ist der Gradmesser für das weitere Vorgehen.

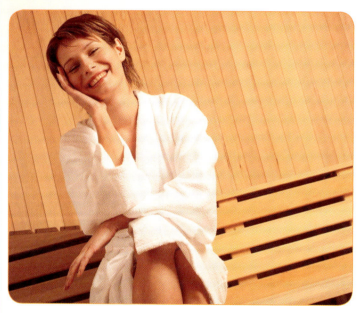

Migränepatienten müssen nicht auf die entspannende Wirkung der Sauna verzichten, wenn sie eine niedrigere Temperatur wählen und sich ausreichend Zeit nehmen.

Die richtige Therapie

Schlafkuren

Während der Schlafkur werden Patienten in einen leichten Dämmerschlaf über mehrere Tage versetzt. Die Schlaftiefe erlaubt jedoch noch den Gang zur Toilette. Ein Effekt in der Therapie von Kopfschmerzen ist durch kontrollierte wissenschaftliche Studien bisher nicht nachgewiesen.

Schlangen-, Spinnen- und Skorpiongifte

Das Einspritzen von Giften stammt aus dem chinesischen Kulturkreis und wird heute noch von Heilpraktikern eingesetzt. Die Gifte sollen auf das Nerven- und Immunsystem wirken. Eine nachvollziehbare Erklärung für diese Therapiemethode existiert nicht.

Stellatum-Blockaden

Dabei werden Lokalanästhetika in das Ganglion stellatum (Nervenknotenpunkt am Hals) gespritzt. Man glaubt, so Durchblutungsstörungen zu beheben. Ein Effekt in der Therapie von Kopfschmerzen ist bisher nicht nachgewiesen.

Zahnbehandlungen

Obwohl zweifelsfrei Kopf- und Gesichtsschmerzen durch Störungen des Kausystems verursacht werden können, gibt es bis heute keine gesicherten Hinweise darauf, dass die Migräne durch solche Anomalien verursacht wird. Manchmal werden Zahnspangen oder Aufbissschienen bei Migräne angeraten. Studien, die die Wirksamkeit solcher Therapien bei Migräne belegen, liegen jedoch nicht vor.

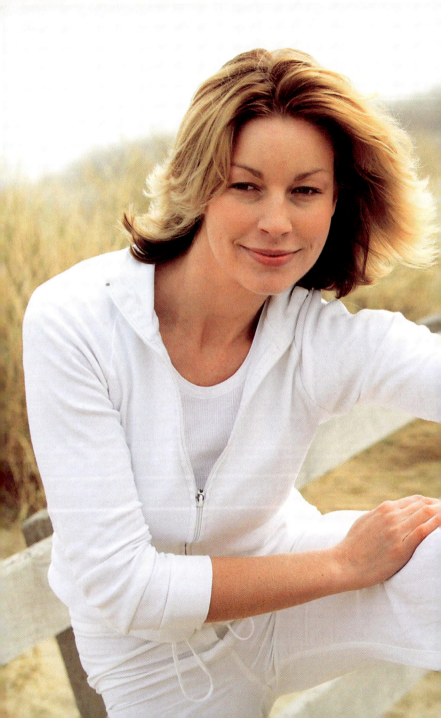

✓ Leben mit Migräne

Migränefrei durch richtiges Verhalten	**84**
Klare Diagnose	84
Strategien gegen Migräne	**86**
Auslöser vermeiden	87
Sport und Bewegung	91
Entspannungsmethoden	92
Stressbewältigung und Selbstsicherheit trainieren	95
Die Konkordanztherapie	97
10 goldene Regeln für Migränepatienten	98
Special: Weitere Kopfschmerzen und ihre Behandlung	100

Migränefrei durch richtiges Verhalten

Wie lassen sich Anfallshäufigkeit und Schwere eines Migräneanfalls reduzieren? Beides ist in sehr vielen Fällen machbar, und zwar ganz ohne Medikamente. Doch das gibt es nicht zum Nulltarif. Es erfordert Arbeit, vom Patienten und vom Arzt. Beide müssen an einem Strang ziehen, konsequent und dauerhaft. Das übliche Verhältnis zwischen Arzt und Patient – Verschreiber von Medikamenten und deren Konsument – muss grundlegend verändert werden. Es muss ein partnerschaftliches Verhältnis werden, in dem der Arzt den Patienten optimal informiert und dieser wiederum dem Arzt alle Informationen zu seiner Erkrankung zugänglich macht, die der benötigt. Das bedeutet für den Patienten vor allem, dass er anhand des Kopfschmerztagebuchs (siehe Seite 14) genauestens jeden Anfall protokolliert.

Klare Diagnose

Wirksame Vorbeugung ist natürlich nur dann möglich, wenn die Erkrankung genau bekannt ist. Das bedeutet, dass zunächst eine detaillierte Diagnose nach den Kriterien der Internationalen Kopfschmerzgesellschaft erstellt werden muss. Ob die Kriterien der jeweiligen Kategorie erfüllt sind, lässt sich nur in einem ausführlichen Gespräch zwischen Arzt und Patient herausfinden. Zudem müssen selbstverständlich die gesamte Krankengeschichte des Patienten untersucht und eine allgemeine sowie eine neurologische Untersuchung vorgenommen werden. Dies ist die Basis für ein Vertrauens-

Leben mit Migräne ✓

verhältnis zwischen Patient und Arzt: Wenn der Patient sich und seine Erkrankung ernst genommen fühlt, wird er auch bereit sein, aktiv an der Prophylaxe teilzunehmen. In einem zehnminütigen Gespräch ist dies nicht zu erreichen.

Wenn die Kriterien der Migräne erfüllt sind und der neurologische Untersuchungsbefund eindeutig ist – also keine anderen Erkrankungen infrage kommen –, muss der Patient erfahren, dass er an Migräne leidet und welche Ursachen dies hat. Der Patient muss dies wissen, da er ansonsten aller Wahrscheinlichkeit nach immer nach weiteren Erklärungen für seine Kopfschmerzen suchen wird. Er muss wissen, dass die Migräne eine eigenständige Erkrankung ist. Nur wenn er diese Informationen besitzt, kann er verstehen, dass weitere apparative diagnostische Maßnahmen sinnlos sind und allenfalls unnötige Risiken und Zeitverlust mit sich bringen (z. B. Röntgen).

Ein häufiger Fehler in der Migränetherapie ist, dass der Patient über seine Diagnose verunsichert wird. Denn viele Ärzte leiten während des Behandlungsverlaufs wiederholt weitere diagnostische Maßnahmen ein. Dann werden z. B. nochmals die Nasennebenhöhlen, die Augen, das Kiefergelenk oder die Halswirbelsäule untersucht. Der Patient merkt natürlich, dass der Arzt sich in seiner Diagnose nicht sicher ist. Die Motivation eines Patienten, sich auf eine Therapie einzulassen, ist dann logischerweise gering. Arzt und Patient müssen sich deshalb vor Beginn der Therapie festlegen und einen konsequenten Weg einschlagen. Änderungen sind erst gerechtfertigt, wenn sich neue Kopfschmerzmerkmale ergeben.

Ursache und Auslöser trennen

Um die Entstehung von Migräneanfällen zu verstehen, muss der Patient auch lernen, zwischen der Ursache der Migräne – einer angeborenen Reaktionsbereitschaft des Gehirns – und den Auslösern eines Kopfschmerzanfalls zu unterscheiden. Die wissenschaftlichen Daten zur Entstehung der Migräne weisen darauf hin, dass die Ursache der Migräne eine besondere Empfindlichkeit für plötzliche Änderungen im Nervensystem ist.

Diese besondere Empfindlichkeit ist bisher durch keine Therapie »wegzuzaubern«. Aber man kann Migräneauslösern aus dem Weg gehen. Plötzliche Änderungen im Nervensystem können sehr vielfältig ablaufen und durch unterschiedlichste Mechanismen bedingt werden. Diese muss man ausfindig machen.

Strategien gegen Migräne

Es gibt heute sehr effektive Methoden, die anlagebedingte Migränebereitschaft nicht zur Wirkung gelangen zu lassen oder aber eine Attacke effektiv zu verkürzen, wenn sie dennoch ausgebrochen ist.

Es stehen grundsätzlich drei effektive Strategien zur Verfügung:

→ Vorbeugung durch Vermeidung von Auslösefaktoren
→ Vorbeugung durch Reduzierung der Anfallsbereitschaft
→ Behandlung der akuten Auswirkungen der Migräneattacke

Leben mit Migräne

Auslöser vermeiden

Eine Auslöser-Checkliste hilft Ihnen, sich an mögliche Auslösefaktoren zu erinnern, und vermittelt Ihnen eine Vorstellung, was alles als Auslöser infrage kommt (siehe Seite 24). Sie sollten dann Ihre Auslöser anhand des Kopfschmerzkalenders überprüfen. Tragen Sie dort bitte stets ein, welche potenziellen Auslöser der Attacke vorausgingen.

Sobald Sie sich im Klaren darüber sind, welche Auslöser verantwortlich zu sein scheinen, können Sie mit deren Vermeidung beginnen. Bitte besprechen Sie das Vorgehen aber unbedingt mit Ihrem behandelnden Arzt. Er muss immer auf dem Laufenden sein. Sie wissen bereits: Es funktioniert nur, wenn Sie beide an einem Strang ziehen. Wichtig ist ebenfalls, dass Sie auch, wenn Sie der Meinung sind, die Auslöser gefunden zu haben, weiterhin sorgfältig Ihren Kopfschmerzkalender führen. Nur dann können Sie neue Entwicklungen im Verlauf Ihrer Migräne erkennen und in Ihre Strategie einbinden.

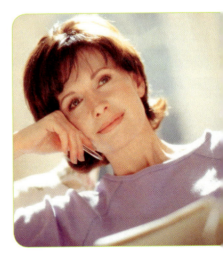

Das Einhalten eines regelmäßigen Tagesablaufs gehört zu den wichtigsten Bausteinen einer nichtmedikamentösen Migränetherapie.

Wichtigste Regel – Regelmäßigkeit

Eine der wichtigsten Bedingungen für das Auslösen von Migräneattacken sind plötzliche Veränderungen im normalen Tagesablauf. Oberstes Gebot ist deshalb, einen möglichst regelmäßigen Tagesablauf zu realisieren.

Stellen Sie also Regeln für Ihren regelmäßigen Tagesablauf auf. Und fordern Sie von Ihren Mitmenschen, dass auch sie diese Regeln im Umgang mit Ihnen berücksichtigen. Was Sie konkret machen sollten:

➜ Fertigen Sie sich einen Stundenplan für die Woche an. Achten Sie dabei darauf, dass Sie feste Zeiten für Mahlzeiten, Arbeit und Freizeit vorsehen. Hängen Sie den Stundenplan auf und erklären Sie ihn zum Gesetz.

➜ Lassen Sie in Ihrem Stundenplan auch Platz für spontane Entscheidungen. Der Plan soll Sie nicht in ein starres Zeitkorsett fesseln. Sinn ist vielmehr, ein unkontrolliertes Zeitschema gegen eine klare Struktur einzutauschen.

➜ Jeden Tag sollten Sie mindestens 15 Minuten für Ihr Entspannungstraining einplanen. Die beste Zeit dafür ist, wenn anschließend etwas Positives und Angenehmes auf dem Plan steht, z. B. eine Teepause oder ein Spaziergang.

➜ Planen Sie einen Belohnungstag ein. Wenn Sie Ihren Ablauf eingehalten haben, besteht ausreichender Grund, sich etwas Angenehmes zu gönnen. Das kann ein Konzertbesuch sein, ein Ausflug oder etwas anderes, das Ihnen Spaß macht.

➜ Geben Sie nicht gleich auf, wenn es am Anfang nicht klappt wie gewünscht. Ihr Stundenplan lässt sich mit zunehmender Erfahrung optimieren.

Leben mit Migräne ✓

Ernährung – wann, wie, was

Nahrungsmittel werden nicht nur in der Bevölkerung, sondern auch von Ärzten sehr häufig als potente Auslöser von Migräneattacken angesehen. Bei der Beurteilung, inwieweit Nahrungsmittel tatsächlich Triggerfaktoren sind, müssen wir aber sehr vorsichtig sein. Hier soll keinesfalls der Eindruck entstehen, dass ich die Meinungen der Patienten nicht ernst nehme. Aber hier schleichen sich leicht Vorurteile ein. Es ist nur zu verständlich, dass man bei einer so behindernden Erkrankung wie Migräne jede einfache Erklärung gern glauben möchte. Versuchen Sie deshalb bitte, so objektiv wie möglich zu bleiben.

Besonders häufig werden folgende Nahrungsmittel als Migräne-Triggerfaktoren angegeben:

→ Alkohol
→ Zitrusfrüchte
→ Frittierte Nahrungsmittel
→ Tee
→ Getreideprodukte

→ Molkereiprodukte
→ Schokolade
→ Gemüse
→ Kaffee
→ Meeresfrüchte

Etwa 20 % aller Migränepatienten berichten, dass bei ihnen nahrungsbedingte Triggerfaktoren eine Rolle spielen, besonders häufig Alkohol. In der Regel gilt dies dann für alle alkoholischen Getränke. Einige wenige meinen, es seien nur bestimmte alkoholische Getränke, insbesondere Rotwein und Sekt. Interessant daran ist, dass dabei oft nicht allein das alkoholische Getränk eine Rolle spielt, sondern auch und vor allem die Tageszeit, zu der es konsumiert wird.

Wetter

Wetterfaktoren werden in der Bevölkerung als besonders wichtig in der Auslösung von Migräneattacken angesehen. In Süddeutschland lebende Betroffene machen gern den Föhn verantwortlich. Aber: Bis heute gibt es keine ernst zu nehmenden wissenschaftlichen Studien, die einen Zusammenhang zwischen Wettersituation und der Auslösung von Migräneattacken belegen würden. Zudem gibt es indirekte Gründe, die gegen diesen vermeintlich hohen Stellenwert von Wettersituationen sprechen: die weitgehende Übereinstimmung der Migränehäufigkeit in den verschiedenen Ländern der Welt und insbesondere auch die weltweit große Übereinstimmung der Häufigkeit der Kopfschmerztage pro Monat oder Jahr.

Wenn man genauer analysiert, wie sich Migräneattacken zu Wettermechanismen verhalten, zeigt sich, dass lediglich ein verschwindend geringer Anteil von etwa 3 % der Migräneanfälle mit bestimmten Wetterlagen in Verbindung gebracht werden kann.

Hormone

Vor allem bei Frauen mit Migräne ist der Zusammenhang mit den hormonellen Schwankungen während des Menstruationszyklus nahe liegend und wird von Frauen auch immer wieder genannt. Tatsächlich gibt es diesen Zusammenhang, wenngleich nicht in dem Ausmaß, wie gemeinhin angenommen. Kurz vor der Menstruationsblutung sinken sowohl der Östrogenspiegel als auch der Progesteronspiegel. Sicher ist,

Leben mit Migräne

dass genau dieses Absinken des Östrogens bei etwa 5% der von Migräne betroffenen Frauen den Auslöser für die Migräneattacken darstellt. Ein Zusammenhang mit dem Progesteron sowie den anderen Hormonen des Zyklus (Follikelstimulierendes Hormon, Luteinisierendes Hormon) konnte nicht gefunden werden.

Sport und Bewegung

Generell ist moderates Ausdauertraining ein wichtiger Baustein innerhalb der Gesamtstrategie zur Migränevorbeugung. Denn neben den bekannten Effekten wie Training des Herz-Kreislauf-Systems, der Atemfunktion sowie einer Verbesserung des Fettstoffwechsels baut Sport zuverlässig Stresshormone ab und trainiert Körper und Geist auf einen gesunden Wechsel zwischen Anspannung und Entspannung. Körperliche Bewegung wirkt somit ausgleichend auf das vegetative Nervensystem, das ja im Fall eines Ungleichgewichts maßgeblich an der Attackenauslösung und Schwere der Attacke beteiligt ist.

Regelmäßig, aber mit Maß

Wer sich als Bewegungsmuffel zum Sport entschließt, sollte sich mit seinem Arzt besprechen und nach Möglichkeit seinen optimalen Trainingspuls ermitteln lassen. Denn Sinn macht Ausdauersport nur, wenn er mit der individuell richtigen Intensität betrieben wird. Weder zu viel noch zu wenig ist gut. Am besten sprechen Sie dies mit einem Sportmediziner ab, der die entsprechenden Tests durchführen kann.

Fordern, aber nicht überfordern

Um die gewünschten Effekte zu erzielen, sollten Sie pro Woche drei oder vier Mal eine halbe Stunde Sport einplanen. Auch hier gilt natürlich: Tragen Sie sich die Zeiten in Ihren Wochenplan ein und halten Sie sich nach Möglichkeit daran. Studien haben übrigens gezeigt, dass Training am späten Nachmittag zu besseren Anpassungsreaktionen führt als am Morgen. Falls es sich mit Ihrer Tätigkeit vereinbaren lässt, wäre eine Startzeit zwischen 16 und 18 Uhr optimal.

Optimal sind vier Sportarten: Walking, Joggen, Biken und Schwimmen. Welche Sie davon wählen, ist im Wesentlichen eine Geschmacksfrage. Allerdings: Biken und Schwimmen, mit Einschränkungen auch Walking eignen sich auch für Menschen mit Gelenkschäden und/oder Übergewicht. Für diese Personengruppe kann Joggen zu ernsthaften Problemen führen. Walking ist besonders zu empfehlen für ältere Menschen, die noch nie oder lange Zeit keinen Sport getrieben haben. Biken ist für fast jeden optimal, zumal es sich sommers hervorragend im Freien und winters in den eigenen vier Wänden auf einem Ergometer praktizieren lässt. Besonders gelenkschonend durch den Auftrieb des Wassers ist natürlich Schwimmen.

Entspannung trainieren – PR

Die progressive Muskelrelaxation (PR) wurde vom amerikanischen Neurologen Jacobson entwickelt. Dieses Verfahren wird bei Kopfschmerzen, insbesondere bei Migräne favorisiert, da es sehr leicht erlernbar ist und sich als äußerst effektiv erwiesen hat. Die progressive Muskelrelaxation basiert auf einer aktiven Wahrnehmung von Anspannung und Entspannung in den Muskeln und befähigt Sie, aktiv eine möglichst tiefe Entspanntheit im Körper, aber auch im Erleben herbeizuführen. Für den Migränekranken von besonderer Bedeutung ist, dass er nicht nur lernt, sich aktiv in nahezu jeder Situation zu entspannen, sondern vor allem, dass die Regulationsvorgänge im Gehirn harmonisiert werden und sich so oft Attackenhäufigkeit und -schwere reduzieren lassen.

Bei der Durchführung von Entspannungstrainings kann nur regelmäßiges Üben – etwa 20 Minuten pro Tag – einen Erfolg herbeiführen. Auch sollten Sie davon ausgehen, dass Sie erst nach einigen Wochen ein optimales Trainingsniveau erreichen werden. Vertiefen können Sie das Ganze durch zusätzliche Literatur, durch Kurse an Volkshochschulen oder mittels CDs (Informationen zu speziell für die Kopfschmerzbehandlung entwickelten Verfahren gibt es im Internet unter www.neuro-media.de).

Biofeedback – Entspannung sehen

In der Biofeedbacktherapie (engl. feed back = zurückleiten) wird vom Therapeuten in der Regel mit einem technischen Gerät eine bestimmte Körperfunktion gemessen und diese Information an den Patienten zurückgeleitet. Bei Kopfschmerzerkrankungen sind dies häufig die Aktivität der Kopfmuskeln oder der Pulsschlag. In wissenschaftlichen Untersuchungen versucht man auch, die Weite von Blutgefäßen oder die Blutflussgeschwindigkeit zu messen. Die Messergebnisse werden dem Patienten in der Regel auf einem Bildschirm oder mit einem Messgerät angezeigt. Ändert sich die Körperfunktion, ändert sich auch die Anzeige. Durch diese Rückmeldung kann der Patient direkt sehen, ob seine Muskeln entspannt sind, sein Herz regelmäßig schlägt oder sein Blutfluss zu- oder abnimmt. In der weiteren Therapie kann er dann lernen, diese Körperfunktionen direkt zu beeinflussen.

Ziel der Biofeedbacktherapie ist es also, eine unmittelbare, willentliche Steuerung von Körperfunktionen zu ermöglichen, die normalerweise nur unwillkürlich gesteuert werden. Biofeedback kann so dazu beitragen, bereits entstandene Fehlfunktionen sichtbar zu machen und in den Griff zu bekommen. In der Regel ist es aber mit Biofeedback nur möglich, eine einzelne Körperfunktion rückzumelden. Damit wird also quasi ein ganz gezielter Ausschnitt aus der Körperfunktion abgebildet und dem Patienten zur Kenntnis gebracht. So unterscheidet sich Biofeedback erheblich von den sonstigen Entspannungsverfahren, die versuchen, den gesamten Körper zu beeinflussen.

Bei der Migräne werden unterschiedliche Biofeedbackverfahren eingesetzt. Es handelt sich dabei zunächst um das so genannte autogene Feedback, um das Blutvolumenpuls-Biofeedback und in experimentellen Studien um das transcranielle Dopplerbiofeedback. Auch werden bei Migräne häufig EMG-Biofeedbacks (Elektromyografie = Messung der Muskelspannung) eingesetzt, um eine allgemeine Entspannung zu ermöglichen.

Leben mit Migräne

Mehr Selbstsicherheit, weniger Stress

Durch Stressbewältigungstraining sollen Patienten in die Lage versetzt werden, innere und äußere Bedingungen wahrzunehmen, die bei ihnen Stress auslösen, und diese mit zielgerichteten Verhaltensmaßnahmen zu verändern. Der Betroffene erlernt dabei Techniken, die ihn mit Stresssituationen eigenständig fertig werden lassen.

Der erste Schritt im Stressbewältigungstraining ist stets eine Analyse. Zusammen mit dem Therapeuten erstellt der Patient eine Liste von stressauslösenden Situationen und bringt sie nach Wichtigkeit bzw. Häufigkeit in eine Rangfolge. Dann soll sich der Patient die verschiedenen Stresssituationen gedanklich vorstellen und dabei eventuell gleich Verhaltensstrategien gedanklich vorbereiten.

Im Anschluss lernt der Patient, stressauslösende Faktoren als Aufforderungen anzusehen, die er mit zielgerichteten abwehrenden Verhaltensmaßnahmen beantwortet. Um dies zu erreichen, soll der Betroffene Selbstbeobachtungsverfahren wie beispielsweise Stresstagebücher einsetzen, um Stresssituationen im Alltag besser wahrnehmen und später bearbeiten zu können. Dann lernt der Patient abwehrende Verhaltensmaßnahmen. Dies kann sowohl in Einzel- als auch in Gruppentherapie erfolgen.

In der Gruppentherapie bieten sich Rollenspiele an, um das notwendige Verhalten in sozialen Stresssituationen mit anderen zu üben. Nachdem die Verhaltensmuster erlernt und erprobt worden sind, können sie im täglichen Leben durch Hausaufgaben geübt werden.

Selbstsicherheit kann man lernen

Das Selbstsicherheittraining soll Patienten in die Lage versetzen, ihre Persönlichkeitsrechte zu wahren und eigene Gedanken, Gefühle und Einstellungen ausdrücken zu können. Mehr Selbstsicherheit und soziale Kompetenz können dazu führen, dass man sein Leben mit wesentlich mehr innerer Gelassenheit und Ruhe leben kann und damit auch einen wesentlichen Beitrag zur Migräneverhütung leistet.

Die Patienten bekommen dabei Aufgaben zur sozialen Kompetenz gestellt. Diese Übungen werden entweder im Rollenspiel in einer Gruppe mit Therapeut bzw. Trainer oder als Hausaufgabe »live« geübt. Die Inhalte der Übungen zielen darauf, ein selbstsicheres und sozialkompetentes Verhaltensrepertoire aufzubauen. Da gerade soziale Situationen häufig Stressquellen darstellen, sind besondere Fähigkeiten wichtig:

→ Die Fähigkeit, nein zu sagen

→ Die Fähigkeit, jemanden um einen Gefallen oder um Hilfe zu bitten oder einen Wunsch äußern zu können

→ Die Fähigkeit, positive und negative Gefühle situationsgerecht auszudrücken

→ Die Fähigkeit, allgemeine Unterhaltungen zu beginnen, aufrechtzuerhalten und, wenn gewünscht, zu beenden

Migränepatienten können sich in der Gruppe viel Unterstützung geben.

Sich selbst ändern ist am effektivsten

Eine ähnliche Technik stellt die Konkordanztherapie dar, die speziell für Migränepatienten entwickelt wurde. Diese Technik versucht, folgende Lernziele zu erreichen:

→ Die aktive Steuerung von Körperprozessen

→ Das Erkennen der Zusammenhänge zwischen Gedanken und Körperprozessen

→ Die Fähigkeit, Gedanken zu verändern

→ Das Erlernen von Verhaltensstrategien zur Beeinflussung der Körperprozesse

→ Das Erlernen der Harmonisierung von Gedanken, Körperprozessen und Verhalten

Wesentliches Ziel der Konkordanztherapie ist es, eine Eintracht (lat. concordia) zwischen Gedanken, Empfinden und Verhalten herzustellen. Dadurch ist es möglich, Wünsche und Ziele ohne großen Energieaufwand zu realisieren.

Langzeiterfolge

Interessanterweise sind mit psychologischen Therapieverfahren sehr positive Langzeiteffekte zu erzielen. So zeigte sich, dass 50 bis 66 % der Patienten, die gleich zu Beginn gut auf psychologische Therapieverfahren ansprachen, für den Zeitraum von bis zu fünf Jahren die positiven Effekte aufrechterhalten konnten. Ähnlich gute Langzeitresultate lassen sich mit den Möglichkeiten der medikamentösen Prophylaxe nicht erreichen. Dies ist ein weiterer Grund, warum man vor einer medikamentösen Prophylaxe zunächst eine nichtmedikamentöse Prophylaxe ausprobieren sollte.

Zehn goldene Regeln für Migränepatienten

1. Erkennen und meiden Sie Ihre persönlichen Migräneauslöser!

2. Beim Ausfindigmachen Ihrer individuellen Auslöser können Ihnen ein Kopfschmerztagebuch (siehe Seite 14) und eine Triggerfaktoren-Checkliste (siehe Seite 24) helfen. Füllen Sie sie regelmäßig aus!

3. Behalten Sie einen gleichmäßigen Schlaf-wach-Rhythmus bei – vor allem auch am Wochenende. Deshalb am Wochenende den Wecker auf die gewohnte Zeit einstellen und zur gleichen Zeit frühstücken wie sonst auch. Das ist zwar hart, kann aber das Wochenende vor Migräne schützen. Nach dem Frühstück können Sie sich gerne wieder ins Bett legen...

4. Achten Sie auf sehr regelmäßige Essenszeiten!

5. Treiben Sie regelmäßig gesunden Sport – z. B. Schwimmen, Radfahren, Wandern; das hilft Ihnen und Ihrem Gehirn zu entspannen!

6. Versuchen Sie eine besonders ausgeglichene Lebensführung. Ein sehr gleichmäßiger Tagesablauf kann Kopfschmerzen verhindern!

7. Lernen Sie, nein zu sagen. Lassen Sie sich nicht zu Dingen drängen, die den von Ihnen vorgegebenen gleichmäßigen Tagesrhythmus aus dem Takt bringen.

8. Lernen Sie das Entspannungstraining »progressive Muskelrelaxation nach Jacobson« (CD-Kurse finden Sie im Internet unter www.neuromedia.de). Üben Sie regelmäßig!

9. Entwickeln Sie eine größere Distanz zu den scheinbar unabänderlichen Dingen des Alltags und werden Sie gelassener. Sie können sich zwar über alles ärgern, Sie sind jedoch nicht dazu verpflichtet. Gut geplante, regelmäßige Pausen sind der Geheimtipp für einen produktiven Tag.

10. Beachten Sie die Einnahmeregeln für Ihre Medikamente. Vorbeugende Medikamente müssen regelmäßig über mehrere Monate eingenommen werden – sie wirken meist erst nach mehreren Wochen. Nehmen Sie Medikamente zur Behandlung der akuten Attacke ein, sobald Sie eine Migräneattacke erkennen. Verwenden Sie die Triptanschwelle zur Identifikation des besten Zeitpunkts (siehe auch Seite 44). Verwenden Sie Akutmedikation maximal an zehn Tagen pro Monat. Verwenden Sie keine Akutmedikation, die nicht zuverlässig bei Ihnen wirkt; mäßig wirksame Medikamente, die oft benötigt werden, können die Attackenhäufigkeit erhöhen. Lassen Sie sich ein wirksames Medikament verordnen, das zuverlässig wirkt.

Special: Kopfschmerzen

Es gibt über 251 verschiedene Arten von Kopfschmerzen. Die Großgruppen Migräne und Kopfschmerz vom Spannungstyp machen zusammen 92 % aller Kopfschmerzen aus.

Kopfschmerz vom Spannungstyp

Er wird wegen seines zeitlichen Verlaufs in drei Formen unterteilt: den seltenen, episodischen und chronischen Kopfschmerz vom Spannungstyp. Während bei Migräne mehrere Formen nebeneinander auftreten können, z. B. Migräne mit und ohne Aura, schließt sich das gleichzeitige Bestehen eines episodischen und chronischen Kopfschmerzes vom Spannungstyp aus.

Episodischer Kopfschmerz

Bei dieser Form treten Kopfschmerzen stunden- oder tageweise auf. Zwischen diesen Zeiten ist der Patient schmerzfrei. Die Schmerzdauer kann 30 Minuten lang sein, sich jedoch auch über sieben Tage erstrecken. Treten die Kopfschmerzen an weniger als 15 Tagen im Monat auf, d. h. bestehen weniger als 180 Kopfschmerztage pro Jahr, spricht man vom episodischen Kopfschmerz vom Spannungstyp.

Special: Kopfschmerzen

Chronischer Kopfschmerz

Bestehen an mehr als 15 Tagen pro Monat diese Kopfschmerzen, liegt ein chronischer Kopfschmerz vom Spannungstyp vor. Der Schmerz ist typischerweise pressend und ziehend. Ein An- und Abschwellen mit dem Pulsschlag wie bei Migräne besteht nicht.

Die Kopfschmerzintensität ist leicht bis mittelstark. Sie schränkt zwar die Ausübung der normalen Tätigkeit ein, verhindert diese aber in der Regel nicht. Normalerweise tritt der Kopfschmerz beidseitig auf. Die Beschwerden können jedoch auch einseitig vorhanden sein und können grundsätzlich an jeder Stelle des Kopfes bestehen. Oft zieht der Schmerz auch umher, und eine feste Lokalisation kann nicht angegeben werden. Er ist dabei aber meist im Schläfenbereich lokalisiert. Auch findet er sich an der Stirn oder tritt zunächst im Nackenbereich am Halsansatz auf. Im weiteren Verlauf zieht er dann über den Hinterkopf nach vorne zur Stirn und zu den Augen.

Manchmal werden die Beschwerden gar nicht als Schmerz, sondern als dumpfes, leeres Gefühl oder Druck im Kopf verspürt. Bei körperlicher Tätigkeit, beispielsweise Treppensteigen oder Koffertragen, verschlechtert sich der Kopfschmerz nicht, im Gegenteil – die Schmerzen werden oft beim Spazierengehen besser.

Zu Übelkeit oder Erbrechen kommt es nicht, allenfalls kann Appetitlosigkeit auftreten. Lärm- und Lichtempfindlichkeit treten nicht gemeinsam auf; eine der beiden Störungen kann jedoch bestehen.

Behandlung von Spannungskopfschmerzen

Episodische Form

Nichtmedikamentöse Verfahren
→ Entspannungsübungen
→ Ausgleichsgymnastik
→ Biofeedback
→ Wärmeanwendungen
→ Pfefferminzöl

Medikamentöse Verfahren
→ Acetylsalicylsäure
→ Paracetamol
→ Ibuprofen

Kein nachgewiesener Effekt
→ Unkonventionelle Verfahren (Akupunktur etc.)

Unwirksam oder gefährlich
→ Ergotamin, Opioide, Benzodiazepine, Koffein

Chronische Form

Nichtmedikamentöse Verfahren
→ Entspannungsübungen
→ Ausgleichsgymnastik
→ Biofeedback
→ Wärmeanwendungen

Medikamentöse Verfahren
Keine regelmäßige Einnahme von Schmerzmitteln! Zur Vorbeugung:
→ Amitryptilin
→ Doxepin
→ Imipramin
→ Botulinumtoxin A

Kein nachgewiesener Effekt
→ Unkonventionelle Verfahren

Unwirksam oder gefährlich
→ Ergotamin, Kodeine, Benzodiazepine, Schmerzmittel, Koffein, Beta-Blocker

Clusterkopfschmerz

Der Clusterkopfschmerz ist durch schwere, einseitig im Bereich der Augen, der Stirn oder der Schläfe auftretende Schmerzattacken von 15 bis 180 Minuten Dauer gekennzeichnet. Die Attacken treten mit einer Häufigkeit von einer Attacke jeden zweiten Tag bis zu acht Attacken pro Tag auf. Die Schmerzen werden durch mindestens eines der folgenden Symptome begleitet, die auf der gleichen Seite auftreten: Augenrötung, Augentränen, Verstopfung der Nase, Nasenlaufen, vermehrtes Schwitzen im Bereich von Stirn und Gesicht, Verengung der Pupille, Hängen des Augenlids oder Schwellung der Augenlider.

Die Attacken treten periodisch gehäuft auf; man spricht deshalb von einem Cluster (engl. = Haufen). Zwischengeschaltet sind kopfschmerzfreie Zeiten unterschiedlicher Dauer. Als Ursache sieht man heute eine Reizung der Nervenfasern durch entzündungsverursachende Substanzen bzw. die Folge von mechanischem Druck auf Blutgefäße.

Clusterkopfschmerzen lassen sich in der Regel sehr schnell und wirksam behandeln. Zur Behandlung des akuten Anfalls können insbesondere Sumatriptan in einer Fertigspritze zur Selbstanwendung, das Einatmen von reinem Sauerstoff über eine Sauerstoffflasche oder Xylocain-Nasenspray eingesetzt werden. Vorbeugende Behandlungen schließen die Anwendung von Kortison, Verapamil, Lithium oder Valproinat ein. In jedem Fall sollte bei Beginn von Clusterkopfschmerzen umgehend ein spezialisierter Arzt aufgesucht werden.

Weitere Kopfschmerzen – eine Auswahl

STECHENDER KOPFSCHMERZ Er wurde früher auch Eispickel-schmerz genannt. Hierbei treten spontane schmerzhafte Stiche im Kopf auf, ohne dass eine organische Erkrankung des betroffenen Gebiets nachgewiesen werden kann. Diese stechenden Kopfschmerzen werden oft von Menschen durchlitten, die auch Migräne haben. Fast die Hälfte dieser Patienten empfinden den Schmerz auf der Seite, die in der Regel vom Migräneschmerz betroffen ist.

KOPFSCHMERZ DURCH ÄUSSEREN DRUCK Durch fortgesetzte Druckreizung im Kopfbereich kann dieser Kopfschmerz entstehen. Ursache dafür sind z. B. ein Kopfband, ein enger Hut oder eine Brille. Bei empfindlichen Menschen nehmen die Schmerzen auch migräneähnlichen Charakter an.

KÄLTEBEDINGTER KOPFSCHMERZ entsteht durch die Exposition des Kopfes bei niedrigen Temperaturen. Bei äußerer Kälteeinwirkung kann ein allgemeiner Kopfschmerz auftreten, beispielsweise bei Frost oder bei Tauchen in kaltem Wasser. Kopfschmerzen können auch bei Einnahme eines Kältereizes, z. B. nach schnell getrunkenen kalten Getränken oder schnell verzehrter Eiscreme, auftreten. Dieser so genannte Eiscreme-Kopfschmerz tritt bei empfindlichen Menschen auf, wenn Gaumen und die hintere Rachenwand mit kalten festen oder flüssigen Nahrungsmitteln in Kontakt kommen.

HUSTENKOPFSCHMERZ kann durch Husten hervorgerufen werden. Er ist eine Sonderform des Kopfschmerzes durch körperliche Anstrengung. Dabei werden auch Unterformen, wie z. B.

Special: Kopfschmerzen ✓

der so genannte Gewichtheber-Kopfschmerz, differenziert. Diese Kopfschmerzen treten beidseitig auf und haben einen pochenden Charakter. Leiden die Patienten auch unter Migräne, kann der gesamte Ablauf einen migräneartigen Charakter annehmen. Die Schmerzen haben eine Zeitdauer von 5 Minuten bis zu 24 Stunden. Sie können durch das Vermeiden exzessiver Anstrengungen, insbesondere bei heißem Wetter oder in großer Höhe, verhindert werden.

KOPFSCHMERZ DURCH AUFNAHME BESTIMMTER SUBSTANZEN Dazu gehört der so genannte Hotdog-Kopfschmerz, der durch Aufnahme von Pökelsalz entsteht. Der Chinarestaurant-Kopfschmerz entsteht durch den Gewürzverstärker Natriumglutamat. Weitere Risikosubstanzen sind Kohlenmonoxid und Alkohol sowie eine Vielzahl von Medikamenten. Während die vorgenannten Substanzen durch die akute Aufnahme Kopfschmerzen bedingen, können andere Substanzen durch eine Dauerwirkung Kopfschmerzen verursachen. Dazu gehören in erster Linie Kopfschmerzmedikamente. Aber auch durch Absetzen von Koffein oder von anderen Wirkstoffen können Kopfschmerzen ausgelöst werden.

KOPFSCHMERZ BEI STOFFWECHSELSTÖRUNGEN Sie können durch Sauerstoffmangel, beispielsweise bei niedrigem Umgebungsluftdruck, bei Lungenerkrankungen oder großen Höhen, auftreten. Der so genannte Schlafapnoe-Kopfschmerz entsteht durch Behinderung der Sauerstoffaufnahme während des Nachtschlafs. Bei einem Abfall des Blutzuckers, während Diäten und Fastenkuren können ebenfalls Kopfschmerzen auftreten.

KOPFSCHMERZ BEI GEFÄSSSTÖRUNGEN Diese Kopfschmerzen können in Zusammenhang mit unterschiedlichsten Gefäßerkrankungen auftreten. Dazu gehört der Schlaganfall. Blutungen können ebenfalls entsprechende Kopfschmerzen bedingen. Auch Entzündungen der Gefäße sowie Verschlüsse von Blutgefäßen des Gehirns und des Kopfes können Kopfschmerzen auslösen. Eine sehr häufige Kopfschmerzursache ist der arterielle Bluthochdruck.

KOPFSCHMERZ BEI ERKRANKUNGEN VON GESICHTS- UND KOPFSTRUKTUREN Erkrankungen des Schädels, des Halses, der Augen, der Ohren, der Nase und Nasennebenhöhlen, der Zähne, des Mundes und anderer Gesichts- und Kopfstrukturen können Kopfschmerzen verursachen. Kopfschmerzen in Verbindung mit Erkrankungen der Halswirbelsäule äußern sich durch Bewegungs- und Funktionsstörungen im Bereich der Gelenke und des Bandapparats der Halswirbelsäule. Die Röntgendiagnostik zeigt eine Störung der Beweglichkeit, eine abnorme Haltung oder andere eindeutige Veränderungen im Bereich des Knochenaufbaus. Ein akuter grüner Star kann ebenfalls Kopfschmerzen auslösen. Brechungsfehler, wie z. B. Weit- oder Kurzsichtigkeit, oder auch Schielen können Kopfschmerzen bedingen. Dabei kann insbesondere bei zunehmender Augenbeanspruchung die Kopfschmerzintensität verstärkt werden. Kopfschmerzen können ebenfalls durch eine akute Nasennebenhöhlenentzündung sowie andere Erkrankungen der Nase und der Nasennebenhöhlen verursacht werden, ebenso durch Erkrankungen der Zähne, des Kiefers oder der benachbarten Strukturen, insbesondere des Kiefergelenks.

Special: Kopfschmerzen

KOPFSCHMERZ BEI KOPF- UND GESICHTSNEURALGIEN Eine Reihe von Erkrankungen der Hirnnerven kann mit Kopf- und Gesichtsschmerzen verbunden sein. Dazu zählt insbesondere die Opticus-Neuritis. Kopfschmerzen können in Verbindung mit der Sehverschlechterung auftreten. Bei Diabetes mellitus (Zuckerkrankheit) kann eine diabetische Neuropathie Kopfschmerzen bedingen. Die Gürtelrose (Herpes Zoster) kann mit schweren Kopf- und Gesichtsschmerzen einhergehen. Die Trigeminusneuralgie ist durch kurze, stromstoßartige Schmerzen charakterisiert. Die Schmerzausbreitung ist auf den Versorgungsbereich eines oder mehrerer Äste des Nervus trigeminus begrenzt. Der Schmerz wird normalerweise durch verschiedene Reize getriggert, z. B. durch Waschen, Rasieren oder Sprechen. Die Schmerzdauer der einzelnen Schmerzattacken beträgt wenige Sekunden bis zu zwei Minuten. Der Schmerz ist sehr heftig, er wird oberflächlich empfunden und ist stechend oder brennend. Zwischen den Attacken kann der Patient komplett beschwerdefrei sein. Die Trigeminusneuralgie kann sehr schnell und effektiv behandelt werden. Als Mittel der ersten Wahl wird Carbamazepin eingesetzt, das innerhalb weniger Stunden in aller Regel die Schmerzen verschwinden lässt. Sehr hartnäckige Schmerzen entstehen sehr häufig auch nach Nervenverletzungen im Kopfbereich. Entzündungen oder Durchblutungsstörungen können den so genannten Thalamusschmerz verursachen. Insbesondere auch nach Kieferhöhlenoperationen können für viele Jahre langwierige Schmerzen, die nur sehr schwer zu behandeln sind, zurückbleiben.

Wichtige Adressen

Schmerzklinik Kiel
Heikendorfer Weg 9–27
24149 Kiel
Tel.: 04 31/2 00 99 39
Fax: 04 31/2 00 99 99
Internet: www.schmerzklinik.de,
www.migraene-schule.de (hier können Sie auch Ihren
persönlichen Migränepass herunterladen)
E-Mail: kiel@schmerzklinik.de

Deutsche Schmerzliga e.V.
Adenauerallee 18
61440 Oberursel
Tel.: 07 00/3 75 37 53 75
Fax: 07 00/37 53 75 38
Internet: www.schmerzliga.de
E-Mail: info@schmerzliga.de

Migräne Liga e.V.
Westerwaldstraße 1
65462 Ginsheim-Gustavsburg
Tel.: 0 61 44/22 11
Fax: 0 61 44/3 19 08
E-Mail: info@migraeneliga-deutschland.de

Liste der Selbsthilfegruppen
www.migraeneliga-deutschland.de/shg-liste.htm

Weitere Informationen ✓

Hilfe auf CD

Entspannungstrainingsprogramm von Hartmut Göbel auf CD, Neuro-Media Verlag 2002:
Die progressive Muskelrelaxation/Multimediale Entspannung/Atemtiefenentspannung/Relievision
Informationen und Bestellmöglichkeiten finden Sie im Internet unter www.neuro-media.de.

Speziell für den Einsatz bei Kopfschmerzen wurden folgende CDs entwickelt:
→ Progressive Muskelrelaxation nach Jacobson
→ Mentale Entspannung. Das Entspannungstraining zur Vorbeugung von Migräne und Kopfschmerzen
→ Tiefenentspannung durch Aktivatmung. Stressfrei, entspannt und regeneriert in 15 Minuten
→ Imaginationstherapie. Visualisierung zur Akuttherapie von Migräne, Spannungskopfschmerzen und Rückenschmerzen

Literaturhinweise

Diener, H. C.: *Wirksame Hilfe bei Migräne.* Trias Verlag. Stuttgart 1999
Hier finden Sie einen kompakten und prägnanten Überblick über die neurologischen Therapiemöglichkeiten bei Migräne.
Gerber, Wolf-Dieter: *Kopfschmerz und Migräne.* Goldmann Verlag. München 2000

Das Buch gibt eine ausführliche und fundierte Zusammenfassung der verhaltensmedizinischen Behandlung von Migräne und anderen Kopfschmerzen.

Göbel, Hartmut: *Kursbuch Migräne.* Südwest Verlag. München, 4. Auflage 2005
Dieses Buch beschreibt aktuelle Behandlungsmöglichkeiten der Migräne. In leicht lesbarer Form wird das gesamte Wissen zur Entstehung, Diagnostik und Therapie von Migräne vermittelt.

Göbel, Hartmut: *Erfolgreich gegen Kopfschmerzen und Migräne.* Springer Verlag. Berlin/Heidelberg, 4. Auflage 2004
Hier können Sie sich umfassend auch über andere Kopfschmerzformen informieren. Für Betroffene und Interessierte werden die Entstehung und die zeitgemäße Behandlung der häufigsten Kopfschmerzformen wie Spannungs-, Cluster-, medikamenteninduzierte Kopfschmerzen, Trigeminusneuralgie u. v. a. m. beschrieben.

Literatur für Ärzte

Göbel, Hartmut: *Die Kopfschmerzen – Ursachen, Mechanismen, Diagnostik und Therapie in der Praxis.* Springer Verlag. Berlin/Heidelberg/New York, 2. Auflage 2003
In diesem für Ärzte und Therapeuten geschriebenen umfassenden Werk finden Sie das gesamte aktuelle Wissen zur Entstehung, Diagnostik und Behandlung aller heute bekannten Migräne- und Kopfschmerzformen.

Register

Acetylsalicylsäure 32, 33, 34ff., 54f.
Akupressur 73
Akupunktur 73ff.
Analgetika 45, 52
Antiemetika 34, 45
Aura 16f., 25f., 37, 39, 55, 71
Ausdauertraining 91

Behandlung, stationäre 48, 51
Behandlungsfehler 53ff.
Biofeedback 93f.
Botulinumtoxin A 68f.

Chinarestaurant-Kopfschmerz 105
Chiropraktik 75
Clusterkopfschmerz 59, 103

Diäten 76
Domperidon 33, 34
Drug holiday 51, 59

Eiscremekopfschmerz 104
Eispickelkopfschmerz 23, 104
Elektrostimulation 76
Entspannung 54, 88, 92ff.
Entzugskopfschmerz 50
Erbrechen siehe Übelkeit
Ergotamine 37, 38, 40
Ernährung 89

Fokalsanierung 77

Gewichtheberkopfschmerz 105

Hormone 90
Hotdog-Kopfschmerz 105
Hustenkopfschmerz 104f.
Hypnose 78

Ibuprofen 33, 36

Kältetherapie 78
Kneipptherapie 78
Konkordanztherapie 97
Kopfschmerzarten 100ff.
Kopfschmerz
  – bei Erkrankungen von

Gesichts- und Kopfstrukturen 106f.
  – bei Gefäßstörungen 106
  – bei Kopf- und Gesichtsneuralgien 107
  – bei Stoffwechselstörungen 105
  – durch Aufnahme bestimmter Substanzen 105
  – durch äußeren Druck 104
  – kältebedingter 104
  – medikamenteninduzierter 33, 48ff., 55, 57
  – stechender 104
  – vom Spannungstyp 8ff., 59, 100ff.
Kopfschmerzen, symptomatische 8
Kopfschmerzfragebogen, Kieler 9ff.
Kopfschmerzkalender (-tagebuch) 9, 14, 15, 84, 87

Lärm- und Lichtüberempfindlichkeit 15, 21, 101
Lisinopril 68

Magnesium 71
Magnetfeldtherapie 78f.
Medikamentenpause siehe Drug holiday
Medikamentenübergebrauch 48ff.
Menstruation 69f., 90
Metoclopramid 33, 34, 47, 55, 72
Migräneauslöser (Checkliste) 24
  – vermeiden 87ff.
Migräneprophylaxe
  – durch richtiges Verhalten 84ff.
  – medikamentöse 31f., 54, 56ff.
Migränesymptome 15ff.
Migränetheorie, neurologisch-verhaltensmedizinische 23f.
Migränevorboten (-ankündigungssymptome) 15f., 31f.
Mutterkraut 66

Naproxen 32, 33, 36, 40, 69
Naratriptan 32, 40, 69
Nervenbotenstoffe 5, 25ff., 38, 51
Neuraltherapie 79

Osteopathie 75
Östrogen 69f., 91f.

Paracetamol 33, 36, 54, 72
Pestwurz 66
Progressive Muskelrelaxation 92f.
Psychophonie 79

Reizabschirmung 32f., 37, 54

Sauna 80
Schlafapnoe-Kopfschmerz 105
Schlafkuren 81
Schlaf-wach-Rhythmus 98
Schmerzklinik 51
Schmerzverstärker 19
Schwangerschaft 70f.
Selbstmedikation 31ff.
Spreading Depression 25f.
Status migraenosus 19, 46ff.
Stellatum-Blockaden 81
Stressbewältigung 95f.

Tagesablauf, regelmäßiger 88
Therapieverfahren, psychologische 95ff.
Trigeminusneuralgie 107
Triggerfaktoren 23f., 87ff.
Triptane 37ff., 55, 57
Triptanschwelle 43, 44

Überempfindlichkeit (der Sinne) 21
Übelkeit 15, 20f., 33, 34f., 37, 55

Vitamin B2 66f.

Wettereinfluss 90
Wiederkehrkopfschmerz 40f., 55

Zahnbehandlungen 81

Über dieses Buch/Impressum

Über den Autor

Prof. Dr. med. Dipl. Psych. Hartmut Göbel, Facharzt für Neurologie und spezielle Schmerztherapie sowie Diplompsychologe, ist als ärztlicher Direktor der Schmerzklinik Kiel tätig, wo er u.a. eine internationale Klinik und Spezialambulanz zur Behandlung von Kopf- und Gesichtsschmerzen aufbaute. Er ist Autor mehrerer Standardlehrbücher zur Schmerztherapie. Seine Arbeiten wurden mit zahlreichen nationalen und internationalen Preisen ausgezeichnet. Prof. Göbel ist auch als Gastprofessor in den USA tätig und hält Vorträge auf allen Kontinenten.

Bildnachweis

Corbis, Düsseldorf: (M. Keller/zefa) 28/29, 87, (Jose Luis Pelaez, Inc.) 42, (Javier Pierini) 80, (Howard Sochurek) 2, 100; f1 online, Frankfurt: (Image100) 50; IFA Bilderteam, Taufkirchen: (Int. Stock) 6/7, (Trostel) 63, (Van Eick W.) 20, (v. Stroheim) 96; jump, Hamburg: (Kristiane Vey) 4; mauritius images, Mittenwald: (Markus Mitterer) 77; Superbild, Unterhaching: (PHANIE) 82/83

Hinweis

Die Ratschläge/Informationen in diesem Buch sind von Autor und Verlag sorgfältig erwogen und geprüft, dennoch kann eine Garantie nicht übernommen werden. Eine Haftung des Autors bzw. des Verlags und seiner Beauftragten für Personen-, Sach- und Vermögensschäden ist ausgeschlossen.

Impressum

© 2006 by Südwest Verlag, einem Unternehmen der Verlagsgruppe Random House GmbH, 81637 München.

Die Verwertung der Texte und Bilder, auch auszugsweise, ist ohne Zustimmung des Verlags urheberrechtswidrig und strafbar. Dies gilt auch für Vervielfältigungen, Übersetzungen, Mikroverfilmung und für die Verarbeitung mit elektronischen Systemen.

Projektleitung
Dr. Harald Kämmerer

Gesamtproducing
v|Büro – Jan-Dirk Hansen, München

Layout
Christian Weiß, München

Redaktion
Text und Form – Nicola von Otto

Korrektorat
Christian Wolf

Herstellung
Reinhard Soll

Umschlaggestaltung und Konzeption
R.M.E Eschlbeck/Kreuzer/Botzenhardt

Druck und Verarbeitung
Těšínská Tiskárna a.s., Cesky Tesín

Printed in the Czech Republic

Gedruckt auf chlor- und säurearmem Papier

ISBN-10: 3-517-08192-2
ISBN-13: 978-3-517-08192-2

9817 2635 4453 6271